高等职业教育教材

眼镜定配技术
（上册）

主编　易际磐

编者　张敏　潘俊杰　徐良　梁启兴　黄小洁

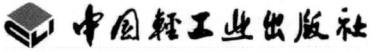

图书在版编目（CIP）数据

眼镜定配技术．上册/易际磐主编．—北京：中国轻工业出版社，2023.9
高等职业教育教材
ISBN 978-7-5184-0417-9

Ⅰ.①眼… Ⅱ.①易… Ⅲ.①眼镜检法-高等职业教育-教材 Ⅳ.①R778.2

中国版本图书馆 CIP 数据核字（2015）第 035965 号

责任编辑：李建华　　杜宇芳
策划编辑：李建华　　责任终审：张乃柬　　封面设计：锋尚设计
版式设计：宋振全　　责任校对：晋　洁　　责任监印：张　可

出版发行：中国轻工业出版社（北京东长安街6号，邮编：100740）
印　　刷：三河市万龙印装有限公司
经　　销：各地新华书店
版　　次：2023年9月第1版第6次印刷
开　　本：850×1168　1/32　印张：4.375
字　　数：110千字
书　　号：ISBN 978-7-5184-0417-9　　定价：28.00元
邮购电话：010-65241695
发行电话：010-85119835　传真：85113293
网　　址：http://www.chlip.com.cn
Email：club@chlip.com.cn
如发现图书残缺请与我社邮购联系调换
231379J2C106ZBW

序 一

2010年9月5日至10月3日，我在加拿大道格拉斯学院参加了高职院校领导海外培训项目，期间了解到道格拉斯学院眼视光技术专业先进的办学理念和人才培养模式，进而决定我院的眼视光技术专业与加拿大道格拉斯学院开展合作。2011年5月以来，双方在专业课程建设、师资队伍建设、教学方法改革、实训基地建设等方面进行了全方位的合作。加拿大道格拉斯学院先后4次派专业教师来我院就课程建设、教学方法改革和实训条件改善进行指导，我院先后派5名专业教师赴道格拉斯学院进行学习和交流。现在作为合作成效之一的教材就要出版了，我非常高兴。

本套教材包括《眼镜定配技术》（上、下册），是根据眼视光技术专业高技能人才的培养特点而编写的。上册侧重理论知识，包含7个项目，每个项目又包含多个知识点，主要对眼镜定配的基本知识进行介绍；下册则侧重操作技能，共包含8个项目，每个项目分为多个操作模块，主要对各种款式眼镜定配过程中的加工技术进行讲解。内容选择上以实用为原则，为读者掌握眼镜定配中的各种操作技术奠定基础。

本书编写的作者既有从事眼视光技术专业高职高专教育十余年的教师，又有长期在企业工作的技术人员，对教育教学规律和眼视光技术专业人才需求情况比较了解。本书涉及的理论深度适当，语言易懂，重点鲜明，知识点描述清楚，适合高职高专学生和从事眼镜定配工作的人员使用。

浙江工贸职业技术学院院长　贺星岳
2014.12.20

序 二

这本教材是相隔半个地球的两个教学团队合作的结晶：一是中国浙江工贸职业技术学院眼视光专业教学团队，二是加拿大不列颠哥伦比亚省道格拉斯学院配镜专业教学团队。双方在高质量配镜和屈光矫正等所有相关方面通力合作，互派人员到对方机构实践各自课程，并就基本的光学话题和合作规章进行了仔细的复审。

这个国际合作项目的目标在于审视、比较并执行相关策略和课程，最终提高眼视光专业学生的培养质量。这个目标的达成有赖于仔细回顾道格拉斯配镜项目、研讨相关教学技能并弥补存在的课程差距。

本教材含 14 个章节的理论光学知识，涉及基本镜片属性，如镜片光学性能、镜片曲率、厚度和棱镜效果等，也介绍了更先进的技能，如选择合适的镜架和屈光镜片的设计等。其中，也讲到了专业配镜安全因素的重要性，而这些内容是在配镜行业基础知识之外的。另外 14 个有关模拟实训的内容能够帮助学生获取有价值的实验室经历。需要强调的是，应该根据个人的生活风格、职业特性或是休闲娱乐等不同用途来配制不同的眼镜，一副眼镜满足不了一个人的所有需求。我们鼓励配镜专业毕业生全面了解客户在不同生活方面的配镜需求，以优化视敏度和光学性能。

整个合作过程是非常鼓舞人心的，能够参与这个项目直至顺利完成也是极好的。尽管时间紧张，也存在明显的语言沟通上的问题，还有时差等障碍，但是所有参与者都认真工作，在看似无穷尽的课程中进行长时间的研讨。在这个合作过程中，一个意想不到的发现就是中国人民的热情友好、文化历史的源远流长和中国菜的可口美味。我们两国在许多方面有很大的不同，比如人口规模和政治体制，但我们有更多的相同点，那就是美丽的自然风光、爱国的人民、和谐的家庭、怡人的工作环境和高效工作的态度，所有这些都驱动着我们合作的成功。我很骄傲自豪地称呼浙江工贸职业技术学院的工作伙伴们为朋友。

Tony Viani, MA, BSc, LO, CLF, RO

配镜专业团队

道格拉斯学院

Preface

  This textbook is the result of the cooperation between two educational programs half a world apart. Instructors in the Majors of Optometry and Ophthalmology Techniques Program of Zhejiang Industry & Trade Vocational College (ZITVC) in Zhejiang, China, and in the Dispensing Optician Program of Douglas College (DC) in British Columbia, Canada collaborated on all relevant and essential aspects related to high quality eyeglass dispensing and the correction of refractive error. The Chinese and Canadian educators travelled to their counterpart's institution to experience how each program delivered its respective curriculum, and then conducted a detailed review of essential optical topics and regulations.

  The goals of this international project were to review, compare, and implement strategies and curriculum for improving the quality of the optical graduates. This goal was accomplished by conducting a detailed review of the DC program, reviewing instructional techniques, and implementing curriculum where gaps were identified.

  This textbook includes 14 chapters of theoretical optical concepts from basic lens properties such as lens power, lens curvature and thickness to prismatic effects; more advanced skills of integrating appropriate frame selection and lens design options for refractive errors. Important safety considerations are included to round out the comprehensiveness of optical content required for professional eyeglass dispensing beyond the basic knowledge required for entry to practice into the field.

Students will gain valuable laboratory experience with an additional 14 chapters of simulation mode practical content. Emphasis is placed on matching the needs of eye care patients based on their lifestyles —vocational and recreational—to all of the patients' eyewear requirements. Often one pair of eyewear will not meet all of a patient's needs. The graduate is encouraged to pursue all of the eyewear needs of their patients by facilitating optimal visual acuity and optical performance in all facets of life.

The overall experience has been very inspirational. It was wonderful to be a part of the passion and commitment toward the completion of the project. The work ethic of the parties involved was exceptional. The participants persevered through long days of poring through seemingly endless amounts of curriculum despite tight timelines, obvious language and communication issues, and jet lag presenting as barriers to success. An unexpected result of the journey was a new-found respect for Chinese people, culture, history, and food. Our two nations are different in so many ways—population size and political system are two examples. However it has been our similarities—beautiful natural landscape, patriotic people, family values, respectful work environment, and superior work ethic—that fuelled our drive to success. I'm proud to call my colleagues of the ZITVC my friends.

Tony Viani, MA, BSc, LO, CLF, RO
Dispensing Optician Program
Douglas College

前　言

　　随着职业化教育的推进，符合高职教育特色的教材是非常需要的。针对眼视光技术专业（高职）培养从事验光配镜工作的技术服务型人才的目标，结合当前发展的需要，我们组织专业人员、教师和有关专家编写了这本教材。

　　眼镜是目前矫正屈光不正最主要的手段，它具有矫正屈光、保护眼睛健康的作用，是提高视觉功能的一种工具。眼镜的质量直接影响眼睛的健康，所以我们一定要保证眼镜的质量，对眼镜相关知识的掌握也是非常重要的。

　　本书主要介绍眼镜基本知识，包括镜片材料，镜架材料，基础眼镜光学，棱镜，镜架测量，瞳距测量，眼镜选择和眼镜防护等。本书内容以实用为主，注重对学生职业素质的培养，提高学生的职业能力和技术水平。

　　参与本书编写的人员均为从事教学和实践的专业人员：徐良编写了项目一；张敏编写了项目三；易际磐编写了项目二、项目四、项目六；黄小洁编写了项目五、项目七；潘俊杰编写了实训项目；梁启兴配所有插图。

　　本书在编写过程中参考了《眼镜技术》《眼镜制作加工技术与定配标准实用手册》《实用眼镜加工学》等专业书籍；加拿大道格拉斯学院的托尼教授、相关同事和朋友也给予很大支持和帮助。编者在此一并表示感谢。

　　鉴于作者水平有限，编写时间比较仓促，难免会有不足之处，敬请读者及时批评和指正，以期待更好地改进。

编者
二〇一四年十二月

目 录

项目一 眼镜概论 ·· 1
 知识点 1 眼镜的历史 ·· 1
 知识点 2 镜片材料 ·· 2
 知识点 3 镜架的种类和材料 ································ 15
 实训项目 1 镜片材料的认识 ·································· 21
 实训项目 2 镜架材料的认识 ·································· 22

项目二 镜片的度数 ·· 23
 知识点 1 球镜的度数 ·· 23
 知识点 2 散光的度数 ·· 33
 知识点 3 眼镜片度数的测量 ································ 43
 知识点 4 眼镜的处方 ·· 49
 实训项目 3 球镜的识别与中和 ······························ 55
 实训项目 4 球镜、散光柱镜片的识别与检测 ············ 58

项目三 眼用棱镜和眼镜片 ···································· 61
 知识点 1 眼用棱镜 ·· 61
 知识点 2 棱镜的合成与分解 ································ 66
 知识点 3 眼镜片的棱镜效果 ································ 69
 知识点 4 镜片中的棱镜 ······································ 75
 实训项目 5 棱镜的测量与检测 ······························ 78

项目四 眼镜架的测量 ·· 80
 知识点 1 眼镜架的测量 ······································ 80
 知识点 2 镜架的其他尺寸 ··································· 86
 实训项目 6 镜架的测量 ·· 88

项目五 瞳距的测量和眼镜片移心 ·························· 90
 知识点 1 瞳距的测量 ·· 90

  知识点 2 镜眼距的测量 ·· 96
  知识点 3 眼镜的移心 ·· 96
  实训项目 7 瞳距、镜眼距的测量 ································· 100
项目六 眼镜架的选择 ·· 103
  知识点 1 人的脸型和镜架的分类 ·································· 103
  知识点 2 镜架形状与脸型 ·· 104
  知识点 3 镜架颜色的选择 ·· 108
  知识点 4 镜架选择的其他因素 ···································· 110
  实训项目 8 全框架加工与检测 ···································· 113
项目七 眼镜与防护 ·· 115
  知识点 1 环境对眼睛的潜在损害 ·································· 115
  知识点 2 光学辐射防护的主要形式 ······························ 120
  知识点 3 镜片抗冲击力 ·· 122
参考文献 ··· 126

项目一　眼镜概论

【学习目标】了解中外眼镜发展史、了解眼镜片材料的种类、特点及其发展史、了解眼镜架种类和材料的特点。

【理论要求】

眼睛是人体最宝贵的器官,人类的信息大约 80% 来源于眼睛。眼镜具有矫正人眼屈光不正、保护眼睛健康、美化和防护人眼等作用,与每个人的工作、学习、生活都有着密切关系。随着高科技的发展,终端视频技术的提高,人们对眼睛越来越依赖了,对眼镜的需求也是日益增加。

眼镜作为一个特殊的工具,验配眼镜的过程不仅涉及传统意义上的光学、材料学、化学等范畴,同时眼镜也具有一定的疗效,所以眼镜学与眼球生理学、眼科学、视光学、屈光学、双眼视觉学、医学心理学和美学等有着密不可分的联系。随着科学的发展和人们对视觉要求的提高,理想的眼镜不仅应带来清晰的视觉,还应让戴镜者获得舒适的感觉和高品位的外观,并且能够持久地进行近距离阅读。随着科技的发展,眼镜可以作为视屏,为人们提供更方便的生活。

知识点 1　眼镜的历史

眼镜是中国人首先发明的,还是外国人先发明的,是有一定的争议的。1000 多年以前,波斯人 Alhazen 曾经提出使用镜片来矫正不良的视觉。当时的镜片是手提式的,这为眼镜的发展奠定了基础。我国眼镜的启蒙可以追溯到春秋末年,齐国的工业技术官书《考工记》就有用凹球面镜取火的记载,当时记载的是镜片的概念。

真正将镜片用于矫正人眼的屈光不正可能还是在中国，据考证，中国南宋时（即13世纪前半叶）已经发明了眼镜。根据Duke-Elder所著的《眼科全书》介绍，马可·波罗（Marco Polo,1254—1324）于1270年到北京时，看到元朝（忽必烈时代）官吏戴凸透镜阅读文件，遂将其带到威尼斯，由工匠设法仿制，因而使眼镜传入欧洲。

眼镜片应该与"眼"有关，据记载，一位荷兰玻璃吹制工人于1600年根据光的折射定律，制造了世界上第一架望远镜，可以认为这是首次通过镜片的方式使人眼在正常状态下看到原本无法看见的物体的事件。

眼镜的真正发明者如果实质上只有一位，那就仍然未知。但是，两位最常被誉为眼镜发明者的是英国的哲学家Roger Bacon与Salvino Armati。可是，两人为镜片应用手握着而不应戴在眼前而争执。宣称Armati发明了眼镜，最主要的原因是在他的墓碑上刻有"眼镜的发明者"。

无论是谁发明了眼镜，它们已被使用了许多个世纪。最初用来矫正老视，后来也用于矫正屈光不正。眼镜创始后的两个最具争议性的发展是双光镜与渐变镜的发明。

1784年，美国发明家兼政府官员本杰明·富兰克林（Benjamin Franklin）对于要交替使用屈光眼镜与老视眼镜而感到麻烦，于是把这两副眼镜的镜片一切为二，然后连接在一起，从而形成双光镜。富兰克林的最初设计至今仍在棱镜控制中使用。

1959年，法国的科学家——Bernard Maitenaz发明了第一副成功的渐变镜——万里路（Varilux）。这类镜片迅速成为老视者的最佳镜片选择。

知识点2　镜片材料

石英是最早被使用的镜片材料。石英属于一种双折射的材料，并不适宜用作眼镜片。石英曾经被称为玛瑙,所以有时你可能听到一些老人家仍然称呼他们的镜片为玛瑙(实际上他们配戴的是石英镜片)。

继石英之后,皇冠玻璃成为框架镜片的选择材料,直到现在,它在大多数国家仍是最常用的镜片材料。

德国的两位科学家 Otto Schott 和 Ernst Abbe 为了解决显微镜中的色像差(使用消色差双透镜),发明了最早的高折射率玻璃。由于这种材料能制造出更薄、更美观的镜片,所以它们很快便成为最受欢迎的眼镜片材料。

聚甲基丙烯酸甲酯(PMMA)是第一种用于制作眼镜镜片的树脂材料。至今,它们仍被用于一些放大镜、低视力镜片和人工晶体的制造生产中。实践证明,这种材料容易磨损,使其作为眼镜片材料的使用受到限制。

CR-39 为烯丙基二甘醇碳酸酯,是第一种专门设计出来作为眼镜片使用的树脂材料。它是由美国 PPG 企业的哥伦比亚实验室制造的,是研发过程中的第 39 批,因此命名为 CR-39,意为哥伦比亚第 39 批材料,至今它仍是最常用的眼镜片材料。

聚碳酸酯,虽然并非专门设计作为眼镜片使用,但是,由于它具有优质的抗冲击性能,现已成为一种极受欢迎的镜片材料。

高折射率的树脂材料是近期发展起来的,而且正迅速赢得众多用户,它们汇集了所有高折射率玻璃的优点,而且还具有优质的耐磨能力和重量轻盈的特点。

一、镜片材料的基本属性

1. 光的特性

(1) 折射率(refractive index) 透明媒质的折射率是光线在真空中的速度(c)与在媒质中的速度(v)的比值,$n = c/v$。

由于透明媒质的光速随着波长而变化,所以折射率的值总是参照某一特定波长来表示:在欧洲和日本,参考波长为 λ_e = 546.07nm(汞,绿光谱线),以此波长计算所得折射率为 n_e;在英、美等国家则是 λ_d = 587.56nm（氦，黄光谱线），以此波长计算所得折射率为 n_d。由于 $\lambda_d > \lambda_e$，所以 n_e 值稍大于 n_d。因此，当材料用 n_e 值表示时反映的折射率相对偏大，但这个区别并没有造成实际影响，因为它的区别仅仅在折射率值的第三位小数上。采用同一基准线测量的不同折射率代表了不同的镜片材料，折射率越高，镜片越薄。根据不同的折射率，镜片材料的分类如下：

① 普通折射率：$1.48 \leqslant n < 1.54$。
② 中折射率：$1.54 \leqslant n < 1.64$。
③ 高折射率：$1.64 \leqslant n < 1.74$。
④ 超高折射率：$n \geqslant 1.74$。

（2）色散力（chromatic dispersion） 在眼镜片产品质量指标中，色散力是个非常重要的特性。一般情况下，镜片度数越高，色散力越高，会使镜片产生色散现象。白光入射镜片时，镜片的高色散性会使所视物体边缘产生彩色条纹。

习惯上一般是用阿贝数（Abbe Number）来表达反映镜片材料的色散能力，用 V_d 值表示。阿贝数与材料的色散力成反比。通常镜片材料的阿贝数值在 30 ~ 60。阿贝数越大，色散就越小；阿贝数越小，则色散就越大，对成像质量的影响就越大，如表 1 - 1。

表 1 - 1　　　　　常用镜片材料的阿贝数

玻璃材料折射率	V_d	树脂材料折射率	V_d
1.50	59	1.50	58
1.60	42	1.56	37
1.70	42	1.59	31
1.80	35	1.60	36
1.90	31	1.67	32
		1.74	33

尽管所有镜片都存在色散，但在镜片光学中心区域，这个干扰因素可以被忽略，只有在用高色散力材料制造的镜片周边部，

色散现象才易被察觉。

（3）反射率（reflectance） 光线在镜片表面产生反射现象，光线反射会影响镜片的清晰度，而且在镜片表面产生干扰性反射光线。

对于眼镜片而言，镜片材料折射率越高，镜片表面的反射率也越大，因反射而损失的光线就越多（表1-2）。这种特性会造成以下问题：在镜片内部产生光圈现象从而导致镜片厚度明显；戴镜者的眼睛因为镜片表面的光线反射而被隐藏；戴镜者产生虚像或鬼影现象；戴镜者产生眩光而降低了对比度，等等。对于这些问题解决方法是在镜片表面镀一层减反射膜。

表1-2　　　　　　不同折射率镜片的反射率比较

折射率	1.5	1.6	1.7	1.8	1.9
反射率/%	7.8	10.4	12.3	15.7	18.3

（4）光线的吸收（absorption of light） 镜片的光线吸收通常指材料内部的光线吸收，通过减少光线的透过率来降低光线对人眼的刺激。这部分的光损失对于无色镜片是可以忽略的，但如果是染色或光致变色镜片，镜片本身对光线的吸收量会很大，这也是此类功能镜片的设计目的，即减少光线入射量。

（5）透光率（light transmittance） 镜片的透光率指光线通过镜片的可见光透过率。通过镜片抵达眼睛的光通量（ϕ_τ）相当于镜片前表面的入射量（ϕ）减去镜片前、后表面的反射量（ϕ_ρ），减去可能被材料吸收的光通量（ϕ_α），即$\phi_\tau + \phi_\rho + \phi_\alpha = \phi$。因此，戴镜者的视觉受三方面的综合影响：入射光的强度和入射光谱范围、镜片吸收和对光谱的选择以及眼睛对不同可见波长的敏感度。

（6）紫外线切断（UV cut-off） 不同材料对光线都会有一定的阻断作用。人眼的不同组织也是这样。作为眼镜片的材料也会有这种功能。红光的波长最长，紫光的波长最短。可见光谱引起视觉感应的波长范围是从380nm的紫光端点至780nm的红光端点。超过红光端点的为红外线,吸收了红外线会引起温度上升,即所谓的热射线。超过紫光端点则为紫外线,能够引起化学作用。

光辐射可区分为三大类:紫外线、可见光及红外线。根据1940年Morgan分类法,也可将辐射线分为以下五大类:

① 短波紫外线:13.6~310nm。
② 长波紫外线:310~380nm。
③ 可见光:380~780nm。
④ 短波红外线:780~1500nm。
⑤ 长波红外线:1500~100000nm。

习惯上人们把紫外线分为三个波段:UVC(10~280nm)、UVB(280~315nm)、UVA(315~380nm)。UVC一般被大气层中的氧、氮和臭氧层所吸收,但不排除工业来源的UVC。UVB可致皮肤癌,大部分的UVA和UVB能够进入我们的眼睛。在目前环境污染比较厉害的情况下,我们要注意防护各种可能产生的紫外线对眼镜造成的伤害。

引起我们警惕的往往是自然界的辐射光线,其实在日常生活中,人工紫外线的危害也不容忽视。人工来源的紫外线是无法被臭氧层所减少的,因此可能会造成波长在200~290nm的紫外线累积到一个非常高的量,这可能比一般认识到的问题还更为普遍。例如,各种荧光灯、石英灯、弧光灯的广告展示灯都会产生紫外线,还有太阳灯、水银灯、杀菌灯等。此外,人们一般不会注意到,药物也会降低眼睛本身抵抗紫外线的能力,例如,服用一些抗生素、缓泻剂、镇定剂、避孕药等会增加眼睛对紫外线的敏感度,而其常为不可逆性。

因此,每个人都有被紫外线伤害的可能,当然并非每个人对紫外线的敏感度是相同的,但尽可能在所有状况下保护自己眼睛,防止紫外线的伤害是必要的。

紫外线切断点反映了材料阻断紫外线辐射透过的波长。中高折射率树脂镜片材料的紫外线切断几乎为100%。光致变色镜片是通过紫外线辐射及光谱蓝紫区域产生作用的，它们能够自动提供紫外线的防护作用。

2. 物理属性

（1）密度（density） 某种物质的质量与该物质体积的比值叫作这种物质的密度。密度是一个物理量，符号为 ρ。我们通常使用密度来描述物质在单位体积下的质量。

不同镜片材料的密度，反映了材料质量。镜片材料的密度越小，则镜片的质量越轻。有时镜片材料所含的氧化物决定了镜片材料的密度，同样都是玻璃片，普通冕牌镜片的密度为 $2.54g/cm^3$，燧石玻璃的密度为 $2.9\sim6.3g/cm^3$，含钛元素和铌元素的玻璃折射率为 $2.99g/cm^3$。

（2）硬度（hardness） 材料局部抵抗硬物压入其表面的能力称为硬度，是比较各种材料软硬的指标。玻璃镜片材料硬度比树脂镜片高很多，但还是会磨损。所以经常用来切割玻璃的是金刚石。眼镜片表面硬度是非常重要的指标，即使有一些较少的磨损都会引起光线上的问题，影响镜片成像质量。硬度间接反映镜片的耐磨损性能，硬度越高，耐磨损性越好。

（3）抗冲击性（impact resistance） 抗冲击性是指抵抗冲击负荷作用的能力。镜片材料在正常情况下也需要有抵抗冲击的能力。比如，在儿童镜、运动镜、专业活动项目或者驾驶中使用的镜片要有抗冲击性，这样对人的眼睛才不会产生伤害。

为了测定眼镜片的抗冲击性，欧美等许多国家制定了测试标准。测试方法为落球测试法，即将一钢球从某一高度落在镜片凸面上，观察镜片是否破碎。这种方法一般用在树脂镜片上，普通厚度的玻璃镜片在经受质量为 $16g$ 的球从高处落下的冲击时会破碎。玻璃镜片的抗冲击性很差，不能够作为安全镜片。

安全标准：为了防止镜片破裂对人产生的伤害，在美国等国家，所有眼镜片必须要符合食品药物管理机构（FDA）的如下要求：

① 满足日常用途的中等强度的抗冲击性：镜片必须能够抵挡

一个 16g 的球从 127cm 高处落下的冲击。

② 高强度的抗冲击性：镜片必须能够抵挡一个 44g 的球从 130cm 高处落下的冲击。

（4）静态变形测试（static resistance） 采用由欧洲标准化委员会制定的"100 牛顿"测试。该测试是在一个恒定速度下增加压力直到 100N，经 10s 后观察被测镜片的情况。

3. 化学性质

化学性质是物质在化学变化中表现出来的性质。如所属物质类别的化学通性：酸性、碱性、氧化性、还原性、热稳定性及一些其他特性。化学属性反映了在镜片制造及日常生活中，镜片材料对于化学物质的反应特性，或是在某些极端条件下材料的反应特性。例如，加速老化试验是为了测试材料的可信度。测试时通常使用冷水、热水、酸类以及各种有机溶剂；在国际标准中也有判断镜片材料的耐火性测试。

一般情况下，玻璃镜片材料不受各种短时间偶然接触的化学制品的影响，但下列物质会对玻璃镜片产生侵蚀：

① 氢氟酸、磷酸及其衍生物。

② 水，尤其是高温下的水，会使光滑镜片表面变得粗糙。

③ 湿气、含碳酸的气体以及高温共同影响下的空气，会侵蚀镜片表面。

对于树脂镜片材料，需要避免接触化学制品。尤其是聚碳酸酯镜片材料，在加工或者使用中要避免接触丙酮、乙醚和速干胶水等。

二、常用的眼镜片材料与表面加工

（一）玻璃材料

皇冠玻璃曾经是最普遍的镜片材料，它拥有了几乎所有的优点，但还是被淘汰了。它具有一流的光学性质以及相当强的表面耐磨度，但是由于它的抗冲击性能差，又相当重，所以被更轻、更安全的材料取代了。

1. 玻璃材料特点

皇冠玻璃是由硅（大约70%）、苏打（15%）及石灰（12%）以及少量的其他成分包括砒霜与锑组成的。

在玻璃家族成员中，它属于超冷液体。即它虽然不是固体，但却显示出固体的特征。

玻璃生产中最早溶锅阶段所用的材料根据生产的玻璃种类不同而变化。溶锅的温度由800℃加热至1000℃需要3~5天。溶锅里的废碎玻璃实质上是由废玻璃构成，但经过温度升高至1400℃的溶解减轻了腐蚀效应。在溶解过程中，加入玻璃材料的"原料"。为了确保高水平的产品，对于溶锅里的物质实施了严格限制。

玻璃是非常特殊的不定型材料，属无机材料。玻璃在常温下呈固态、坚硬但易碎，在高温下具有黏性。通常在约1500℃的高温下，玻璃融化形成氧化混合物，冷却后成为非晶状体，并保持非结晶状态。

玻璃没有固定的化学结构，因而没有确切的熔点。随着温度的上升，玻璃材料会变软、黏性增加，并逐渐由固体变为液体，这种逐渐变化的特性我们称之为"玻璃"状态。这一特性意味着玻璃在高温时可以被加工和铸型。玻璃材料制成的镜片具有良好的透光性，而且表面抛光后可以更加透明。

2. 玻璃材料分类

（1）根据折射率分类

① 皇冠玻璃镜片（standard crown）：折射率为1.523的皇冠玻璃是传统光学镜片的制造材料，也称冕牌玻璃。其中60%~70%为二氧化硅，其余则由钙、钠和硼等的氧化物混合而成。

在近代眼镜行业中，也有将折射率为1.6的材料作为新的标准玻璃镜片材料。

这两种材料也可根据所含的化学合成物的成分进行分类：

a. 包含相当大比例的钠元素和钙元素的"钠钙"玻璃：光学的传统材料，低折射率（$n_e = 1.525$，$n_d = 1.523$），其阿贝数接近60。

b. 硼元素含量高的"硼硅酸盐"玻璃：近年来用于制造光致变色和中折射率玻璃镜片（$n_e = 1.604$，$n_d = 1.600$）。

② 高折射率玻璃镜片：用于制造近视、无晶状体以及高度远视者所需的高屈光力镜片。因为高折射率镜片相对比皇冠玻璃更薄，外观美观，因此更受青睐。

近年来高折射率玻璃镜片材料都逐步倾向于选用含钛元素的材料。经过多年研究，镜片制造商已经找到了在提高材料折射率的同时又保持低色散性的方法。

早在1975年就诞生了含钛元素的镜片，折射率为1.7，阿贝数为41；1990年生产出了含镧元素的镜片，折射率为1.8，阿贝数为34；1995年出现了加入了铌元素的折射率为1.9的材料，阿贝数为30，这是目前折射率最高的眼镜片材料。虽然采用这些材料所制造的镜片越来越薄，然而却没有减少镜片的另一重要参数——质量。实际上，随着折射率的增加，材料的密度也随之增加，这样就抵消了因为镜片减薄而带来的重量上的减轻。

（2）根据吸收属性分类

① 透明玻璃（clear glass）：具有完美透光率的透明镜片，需要确保玻璃熔体中不存在金属氧化物，例如，氧化铁会使玻璃着色。

② 单色吸收式镜片（absorptive lenses with a solid tint）：在混合物中添加金属氧化物，根据添加物的数量和熔合条件，镜片可具备如下属性：

a. 对光谱的不同波长具有特殊的吸收属性。

b. 特定颜色的选择式吸收。

③ 均匀色彩的吸收式镜片（absorptive lenses with an even tint）：因为近视或远视镜片的中心和边缘厚度不等，所以玻璃染色后的镜片颜色有差异。为了能获得基本一致的颜色，通常需要进行较深染色。

玻璃的染色工艺主要有两种：

a. 薄层法：在透明玻璃毛坯上采用黏合（加拿大香胶 Canada balsam）、熔合（高温）或者聚合（聚合黏合）- 薄膜（1.0 ~ 1.5mm）的方法。

b. 夹片法（"clip‐on"lenses）：这是一种仍被采用的古老技术。用小夹子在镜架的鼻梁位置夹上一副有色镜片。

④ 特殊镀膜镜片：为了获得以下三个特性：a. 和玻璃的兼容性确保良好的黏着；b. 吸收属性；c. 具有色彩。现代染色方法是在真空条件下，镀制一层几微米厚的金属氧化物薄膜，即真空镀膜染色。

3. 皇冠玻璃镜片的表面加工

皇冠玻璃镜片的表面加工过程与 CR‐39 镜片相似。但是，由于材料明显不同，加工过程有些不同。

（1）标记和安装吸盘 在生产之前，未割镜片必须做好标记，而且安装上吸盘。半成品镜片完成后，其轴已经标记出来。假如存在棱镜，则棱镜的方向也已经注明。然后，将一个金属吸盘吸在镜片已经加工的前表面上（前表面由一层具有黏性的薄膜保护）。吸盘通过低熔点的合金黏附在镜片表面的薄膜上。由于材料硬度不同，用于皇冠玻璃镜片的吸盘不需要像 CR‐39 镜片所用的吸盘那么大。金属吸盘固定在中空的金属管内，冰水泵通过这个金属管，可使合金在几秒内变硬。操作者手持已做好标记和有蓝胶带的镜片坯件，顶着吸盘，准备注入合金。然后操作者观察显示屏上的标记，以确定镜片坯件在注射合金前是对齐的。

（2）打磨 可以用与 CR‐39 相同的仪器加工（或者粗磨），通常环曲面的加工机采用一个含有钻石的钻环，在高压下掠过毛坯。目的是去除毛坯多余的厚度，而且初步制作出所要求的环曲面（或球面）曲度。有些现代生产仪器，利用一个钻石尖头（像车削）来制造出环曲形的表面，这样可去除椭圆误差。带有镜片坯件夹的加工机准备运行。所需的曲率和厚度，使用按键和控制面板，由加工机计算出来。加工运行后，镜片坯件紧紧地粘贴在一起。

（3）精加工　已出产的毛坯仍然保留贴着吸盘，必须经过精加工。精加工的目的是使粗磨过后的镜片表面更平滑，矫正所有椭圆误差，从而制造出一块平坦、光滑的完成表面。精加工过程需要采用环曲面（或球面）工具。工具由金属（铁或铝）制成，其弧度与即将加工的表面要刚好相反。即它们是最终弧度的负数（如铸模）。形成球面形表面，要将吸盘置于主轴的终端，而毛坯钳紧于工具轮下。毛坯镜片受压后，经过高速旋转的工具轮擦拭。在环曲面机器上使用适当的工具可以精加工球形表面。

环曲面镜片的精加工除了不用保持工具和镜片坯件在同一轴位外，其他的加工过程都和球镜相似。因此，工具沿着镜片两条边缘固定，两条杠确保镜片吸盘不会旋动，然后镜片掠过呈八字形迅速旋转的磨轮。

通常，在精加工前，磨轮表面覆盖着一薄铝层。皇冠玻璃只需要一个步骤的精加工。在加工过程中需要的"金刚砂"（通常是碳化硅）与润滑剂混合一起。

（4）抛光　抛光的程序与打磨相似，而且两者一同使用相同的机器。经过打磨，毛坯的表面吸盘仍然贴着毛坯，经过抛光制造出毛坯完整的表面。

抛光过程需要使用相同的环曲面（或球面）工具。取代了金砂纸，如今工具是由一块柔软的布（或纸）覆盖着，布表面上有消光剂与润滑物的混合物，具有表面光泽的作用。

抛光需要的压力与打磨的压力相近（比打磨压力低），但是表面加工的时间却较长。

（5）切割和装配皇冠玻璃　皇冠玻璃可在磨边前切割，然后再经过陶器轮的磨边。大多数现代的割边仪都拥有不同等级的钻轮，分别适宜切割 CR-39 或者切割玻璃使用。玻璃镜片需要有斜面，不同于 CR-39 树脂镜片，玻璃镜片有出现碎片的倾向。磨斜面的时候，应轻磨一下镜片斜角边的顶端，尤其是对于装入金属镜架内的镜片。

(二) 树脂材料

树脂镜片材料属于有机材料,可以分为热固性材料和热塑性材料两大类。

1. 热固性材料

热固性材料加热后硬化,受热不变形。眼镜片大部分以这种材料为主,主要是 CR-39。

(1) 标准树脂材料 (Colombia resin, CR-39) 虽然较新的高折射率树脂镜片开始受欢迎,但是到目前为止,CR-39 还是最常用的镜片材料。它是由碳酸丙烯酸单体制造的,是一种比较轻的材料,重量只有玻璃的一半,有一定的抗冲击性能和较高的阿贝数。由于它的表面较软,所以通常需要加防磨损膜以增强耐用性。

CR-39 是一种温度设定的树脂,加热不会使它变软。不过它可以在被烧毁前接受相当程度(大约 100℃)的高温,但是镀在 CR-39 上的膜会被高温所影响。CR-39 材料的优点是折射率为 1.5(接近普通玻璃镜片),相对密度 1.32(几乎是玻璃的一半),阿贝数为 58~59(只有很少的色散),抗冲击,透光率高,可以进行染色和镀膜处理;缺点是耐磨性不及玻璃,需要镀耐磨损膜进行表面处理。树脂镜片可采用模压法加工镜片表面的曲率,非常适用于生产非球面镜片。

(2) 中高折射率树脂镜片材料 可以采用以下技术来增加热固性树脂镜片材料的折射率:

① 改变原子中电子的结构,例如:引入苯环结构。

② 在原分子中加入重原子,例如:卤素(氯、溴等)或硫。

与传统 CR-39 树脂镜片相比,用中高折射率树脂材料制造的镜片更轻、更薄。它们的相对密度与 CR-39 差不多(1.20~1.40),但色散相对较大(阿贝数≤45),抗热性能较差,但抗紫外线能力较强,同时也可以染色和进行各种系统的表面镀膜处理。使用这些材料的镜片制造工艺与 CR-39 的制造原理基本一致。现在折射率 1.67 的树脂材料已广泛流行,折射率 1.74 的树脂镜片材料也已进入市场。

(3) 镜片的表面加工　用来加工 CR-39 树脂镜片表面的程序，与皇冠玻璃相似。由于两种材料的不同，会有一些加工步骤上的差异。

2. 热塑性材料

热塑性材料加热后软化，适合于热塑和注塑，聚碳酸酯（polycarbonate，简称 PC）就是这种材料。

早在 20 世纪 50 年代，热塑性镜片材料 PMMA（聚甲基丙烯酸甲酯）已经被用于制造光学镜片，但是由于受热易变形及耐磨性较差，很快就被 CR-39 所替代。然而今天，PC 材料以及相关镀膜工艺的发展将热塑性材料又带回到镜片领域，并被眼视光行业的专业人士认可为 21 世纪的主导镜片材料。

实际上，PC 也不是一种新材料，早在 1898 年已经被发现，后期主要被人们应用于宇航、太空产品等领域。在 20 世纪 30 年代，当 PC 材料获得了改良后便应用于镜片领域。1941 年，美国的 PPG 公司最早将该材料推向了商业领域。到了 80 年代，美国的 Gentex 公司又进一步研发了 PC 材料的加工工艺和镀膜工艺。在历经了数年研制和多次改进之后，PC 材料的光学性能可与其他镜片材料相媲美，故近年来所占的镜片市场份额在不断扩增。

PC 材料是直线形无定型结构的热塑聚合体，具有许多光学方面的优点：出色的抗冲击性（是 CR-39 的 10 倍以上），高折射率（$n_e = 1.591$，$n_d = 1.586$），非常轻（$1.20g/cm^3$），100% 抗紫外线（385nm），耐高温（软化点为 140℃）。PC 材料也可进行系统的镀膜处理。它的阿贝数较低（$V_e = 31$，$V_d = 30$），但在实际中对佩戴者并没有显著影响。在染色方面，由于 PC 材料本身不易着色，所以大多通过可染色的耐磨损膜吸收染料进行着色。

聚碳酸酯镜片也是通过铸模制造的。完成后的镜片不需要进一步的表面加工，镜片制造商也极普遍生产半完成式镜片，这些镜片的前曲面（通常是双光镜或渐变镜）已经完成，但其后曲面还需要进一步加工。

所以基本的打磨、精加工、抛光过程都与 CR-39 树脂镜片相同。聚碳酸酯与众树脂材料不同，需要特殊的器材处理。生产仪器上的钻石圈，需要定期的表面加工来去除上面非常柔软的部分。

知识点 3　镜架的种类和材料

一、镜架介绍

1. 金属镜架

金属镜架主要是用金属制造的（除了较小的鼻托及镜腿桩头外）。它们是通过有凹槽的镜圈来支撑镜片的，在放置镜片前，需要将镜架的铰链打开。金属镜架所具有的优点是质量轻，对视野的妨碍有限，还有耐久性。

2. 树脂镜架

树脂镜架是由一系列的现代温度设定树脂制造的。树脂镜架也是通过有凹槽的镜圈来支撑镜片的，不过，镜片通常是通过加热伸展树脂镜架或冷却伸展而放入镜架，虽然树脂镜架通常比纯金属镜架厚并且重，不过它们有大量的颜色种类和款式供消费者挑选。

3. 组合镜架

组合镜架是由相当量的金属及树脂制成的。它们通常有金属镜圈和树脂镜框及树脂侧面。

二、特殊镜架的分类

特殊镜架是为有特殊需要的使用者设计的，不同于一般的使用需要。它们包括：

① 运动型眼镜：这些镜架通常是由尼龙或相似的材料制造，有较软的硅鼻垫和镜腿，是为运动员设计的。

② 长柄眼镜：长柄眼镜有一个把手在镜圈旁，没有镜腿。它

们是被设计用来握在眼前阅读的。现在已经很少使用了。

③ 眼皮下垂镜架：眼皮下垂镜架的镜圈上部有一根金属线或树脂，用来支撑下垂的眼皮。

④ 化妆眼镜：化妆眼镜可以允许任何一个眼圈独立地上转或下转，这样就可以在一只眼睛看得清的情况下，为另一只眼睛化妆或戴隐形眼镜。

三、常用的树脂镜架材料

1. 醋酸纤维素

醋酸纤维素是一种温度设定的聚合物。它是通过将已染色的薄片裁至镜架形状来制造的。自从取代了较危险、易燃的材料——硝酸纤维素，醋酸纤维素是这20年内最受欢迎的材料。醋酸纤维素先被制成已染色的薄片，然后再由不同的切割器裁割。从醋酸纤维素制造成树脂镜架，需要大约130个步骤，因为每一步骤都必须分开切割。金属核心被插入镜腿内来增加强度。

当切割步骤完成后，镜架的前部及镜腿被放入有打磨混合物的旋转的大圆桶内进行打磨。在此步骤后，它们将被装配以及进行标准调校。

醋酸纤维素的优点：不易燃烧，较容易抛光，很容易染色，很容易修理。

醋酸纤维素的缺点：过度加热会引起水泡，时间长了，将会使镜架的老化，镜架容易碎；化学稳定性差，易被腐蚀。应将醋酸纤维素加热至70℃，并在树脂软的情况下调校镜架。

2. 醋酸丙酸盐

醋酸丙酸盐也是温度设定的聚合物，加热后会变软。醋酸丙酸盐镜架是通过强迫注射铸模方法来制造的，并且是在制造后才染色的。醋酸丙酸盐镜架的制造步骤较少，同时因为没有剪裁，所以废料也较少。

由于醋酸丙酸盐镜架在制造成本上较低，它已成为了大多数制造商的第一选择。同醋酸纤维素镜架一样，醋酸丙酸盐镜架的镜腿内有金属核心,其在铸模镜架前已被插入模子。

当注射铸模和染色步骤完成后,镜架的前部及镜腿被放入有打磨混合物的旋转的大圆桶内进行打磨。然后,它们将被装配以及进行标准调校。

醋酸丙酸盐的优点:比醋酸纤维素轻,不易燃烧,制造成本较低,较容易抛光,可以比醋酸纤维素制造得更薄。

醋酸丙酸盐的缺点:过度加热会引起水泡,时间长了,将会引起镜架的老化,镜架容易碎,化学稳定性差,易被腐蚀。制造醋酸丙酸盐镜架比醋酸纤维素需要更高的温度。

3. 聚碳胺

聚碳胺意指多过一个胺,是尼龙家族中有机混合物的一员。聚碳胺有相当程度的结构稳定性,而且可以比醋酸丙酸盐镜架做得更薄。聚碳胺与醋酸丙酸盐的制造方式相同。

聚碳胺的优点:比醋酸纤维素轻,防过敏,不易燃烧,非常坚固,耐久的表面,可以比其他树脂镜架制造得更薄。

聚碳胺的缺点:过度加热会使它收缩,不能修补,聚碳胺很容易受高温影响,最好在冷却时装配。

4. 环氧树脂

环氧树脂是一种具有温度设定的材料,但是不同于其他所讲过的树脂,它具有很强的记忆力,加热后会回到原来的形状。虽然与其他注射铸模材料制造的方式相似,但环氧树脂的记忆力使它成为一种独特的镜架材料。环氧树脂有相当程度的耐久性。环氧树脂可以比其他树脂加热到更高的温度,而且偏爱高温。

环氧树脂的优点:比其他树脂材料轻,防过敏,不易燃烧、非常坚固,表面耐久,不会变旧(由于缺少增塑剂)。

环氧树脂的缺点:过度加热会使它返回到原来的状态,失去所做的调整,不能修补。环氧树脂需要一定的温度,要高于90℃,而且不应在冷却的状况下装配。

5. 尼龙

尼龙是一种很坚韧的镜架材料,因此,它被用于制造保护式的眼镜和太阳眼镜，它们受到粗制处理。不过尼龙比其他材料更难调整，外观也不及它们好看。

尼龙的优点：质量轻、坚固并且易弯曲，不易燃烧，不受冷热影响。

尼龙的缺点：较差的表面质量，很难调整。在尼龙镜架中装配镜片较困难，应在镜架冷却时装配。如果需要调整的话，可以将尼龙放入热水中加温（其他任何材料都不应如此加热）。

6. 碳纤维

碳纤维是一种非常坚韧但易碎的镜架材料。它们是由尼龙与钛酸钾纤维混合制成的。与尼龙一样，碳纤维较难被调整，同时应在冷却时装配。其包含的可见纤维也要有不透明的颜色。

碳纤维的优点：质量轻，能很好地保持形状，坚固，不易燃烧。

碳纤维的缺点：难以调整，镜架掉下后易碎，没有透明的颜色。在碳纤维镜架中装配镜片较难，应在镜架冷却时装配。

四、常用的金属镜架材料

1. 填金

填金镜架（包金）是指在塑造成镜架前，将金（通常10K）锤炼在基底金属材料上（通常是以镍为基底的合金）。这种类型的镜架拥有最高的含金量，也是最耐用的。只有当黄金在金属的总含量（质量）上至少占1/20时，才能被归类为填金。

填金镜架的优点：质量轻，抗晦暗和汗水，容易调整和对齐，耐用，容易修理。

填金镜架的缺点：比镀金的镜架昂贵。

2. 镀金

镀金镜架由做基底的金属制造，通常是用以镍为基底的合金，然后进行电镀镀金。很多制造商在镀金之前先镀上一层透不过的膜，以避免腐蚀性的汗水穿过镀金层到达金属基底。

镀金镜架的优点：容易调整和对齐，耐用，容易修理，比填金镜架的制造成本低。

镀金镜架的缺点：比填金镜架更容易腐蚀。

3. 白金

白金镜架是由黄金制造的合金和其他金属制成，通过镀镍给予银色的外表。白金镜架的优点和缺点与黄金镜架相同。

4. 不锈钢

不锈钢镜架的制造成本比镀金的镜架更高，不过对于对镍有过敏反应的配戴者，它是非常有用的材料。

不锈钢的优点：防过敏（对镍过敏的配戴者很有效），抗晦暗和汗水，容易调整和对齐，耐用。

不锈钢的缺点：比镀金镜架昂贵，不能修理，相对其他镜架较重。

5. 钛金属

钛金属是镜架中最昂贵的材料。它是一种非常轻的材料，而且不会被腐蚀，因此是一种相当耐久的材料，比其他金属的寿命更长。它也可以保持所做的调整。但是不像金属镜架，钛合金镜架是不能用一般的焊接工具来焊接的。

钛金属的优点：防过敏（对于对镍过敏的配戴者很有效），抗晦暗和汗水，容易调整和对齐，十分耐用，能很好地保持所做的调整。

钛金属的缺点：最昂贵的金属镜架材料，不能修理。

五、装配眼镜架

将镜架处理后才能装入镜片或调整镜架使它能适合配戴者，不同的材料需要不同的处理技巧。

（1）树脂镜架 大多数树脂镜架需要加热后，才能装配镜片或对镜腿加以调整。一定要小心，不要对材料过度加热（环氧树脂除外）。对醋酸纤维素和醋酸丙酸盐镜架的加热不应超过70℃。尼龙镜架是很难装配镜片的，并且它最好的装配方法是在热水中加热（这是唯一应在水中加热的材料）。

环氧树脂偏爱高温（超过80℃），而且应将镜片磨得大一点。

聚碳胺偏爱较低的温度，镜片最好在镜架冷却时装配。由于这个原因，镜片应磨成镜片样本大小，而且能轻松地"弹进"镜框。

（2）金属镜架　只有在调整镜腿尾端时，才需要加热，避免树脂桩头裂开。

思考题

1. 双光镜的发明者、渐进多焦点镜片的发明者是谁？
2. 镜片材料的光学属性有哪些？各有何意义？
3. 镜片材料的物理属性有哪些？各有何意义？
4. 常见的镜片材料都有哪些？各有什么特点？
5. 常见的镜架材料都有哪些？各有什么特点？

【实训项目1】镜片材料的认识

一、目标

掌握眼镜片材料的种类;掌握光学玻璃镜片、光学树脂镜片和天然材料镜片的优缺点和使用范围;掌握高折射率镜片的特点;掌握镜片镀膜的材料。

二、操作步骤

① 请从有编号的盒子中选出一片镜片。
② 在记录表上填上镜片的编号。
③ 敲一敲镜片,或者轻轻地把镜片放在一个硬物体的表面上,并通过触觉感觉玻璃比树脂材料冰凉来确定镜片的材料。
④ 观察镜片的表面弧度和其他的镜片特征,如镀膜层、厚度(折射率)等。
⑤ 请用同样的方法检查剩余的镜片。
⑥ 全部学生将镜片都检查完毕后,老师将与大家讨论答案,并会引用学过的理论来讲解。

三、操作记录

镜片编号	镜片的材料	镜片的特征

【实训项目2】镜架材料的认识

一、目标

确认各种类型镜架的材料;识辨不同镜架的款式。

二、操作步骤

① 从几个有编号的盒子中选出一副镜架。
② 在记录表上填上镜架的编号。
③ 通过检查镜架以及它的刻印来确定镜架的材料。
④ 通过外观观察镜架来确定镜架的不同款式。
⑤ 用同样的方法完成剩余镜架材料和款式。
⑥ 全部学生将镜片都检查完毕后,老师将与大家讨论答案,并会引用学过的理论来讲解。

三、操作记录

镜架编号	镜架的材料	镜架的款式

项目二　镜片的度数

【学习目标】掌握镜片度数的概念及其基本类型；掌握球镜、柱镜和球-柱镜屈光度的计算；掌握前顶点屈光力、后顶点屈光力、等效屈光力的意义和计算；掌握镜片度数的测量，掌握测量镜片的方法；掌握焦度计的操作；掌握眼镜处方的书写。

【理论要求】

知识点1　球镜的度数

一、眼镜片的功能

配戴眼镜有很多原因，有可能是以下一种或几种：
① 矫正或减轻屈光不正和双眼视的异症。
② 改善普通以下的视敏度，或在需要时提供放大率。
③ 保护眼睛免受来自辐射的危害或一些物体的伤害，如风、尘、飞翔的物体。
④ 美容与装饰作用，很多时候眼镜可以起到美容的效果，不仅是太阳镜、墨镜，就是光学镜架也有这种效果。
⑤ 随着科技的发展，眼镜也可能作为视屏的终端，为人们的生活提供更多方便。

眼镜除了具备这些功能之外，眼镜片还可以带来一些非理想的效应。例如，它们会反射光线，限制视野，改变视像的大小及形状，或者搅乱眼球运动的平衡。

(一) 符号规则

眼镜学中的所有公式均描述一般情况。在一般情况下，应当使用数学符号。通常，入射光线自左向右行进，方向用箭头表示，这称为笛卡尔（Cartesian）规则（由17世纪法国数学家笛卡尔制定）。水平距离，如物体距离薄镜片的距离，自原点开始测量至相描述的点。从原点开始位置测量的距离，与光的运行方向一致（即自左向右）时为正；从原点开始位置量起的距离，若是与光线穿梭的方向相反（即从右到左）时为负。垂直性距离由光轴量起，方向向上测量的距离为正，而向下测量的距离为负。光线的角度是由光线到光轴量起，逆时针方向测量的角度为正，而顺时针方向测量的角度为负。如果不可以直接在光轴上测量角度，可作出一条与光轴相平行的水平线再进行测量。在这种情况下，测量角度是从所作线条至光线（可以方便地记住光线从左至右汇聚形成的角度为正，然而发散的光线会形成一个负角），如图2-1所示。

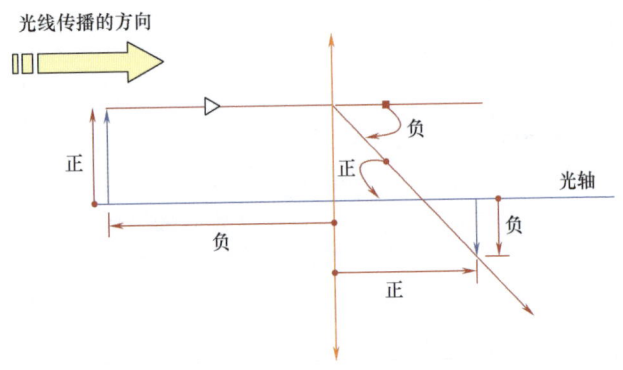

图2-1　笛卡尔符号系统

（二）相关参数

1. 折射率

光线从一媒体到达另一媒体（例如从空气到玻璃），将会经历速度的变化和方向的变化。如果波流穿梭的方向不垂直于两媒体间的分界面，会引起方向的改变。垂直进入的波流经过二物分界面时，不会产生折射，而只会产生速度的改变。如图2-2所示,随着光线从一媒体至另一个媒体引起的折射率变化,决定了光线的速度与其方向变化的程度。一个媒体的折射率(n)是光在真空中的速度与光在这个媒体中的速度的比率。折射率没有单位,而且永远大于 1.0。

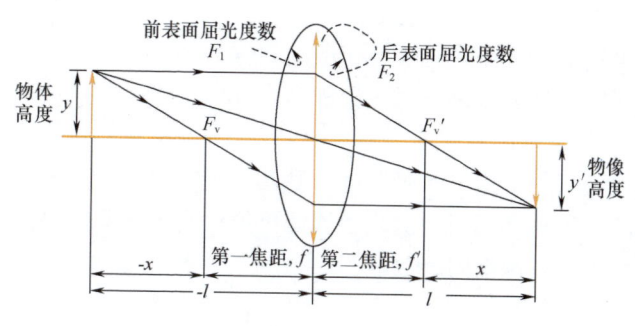

图 2-2 透镜成像图

F_1、F_2—前表面与后表面屈光度数　F_v、F_v'—前顶点与后顶点屈光度数

2. 屈光力

屈光力是指改变光线走行方向的能力,入射光线与射出光线在一个光学系统里的不同面上折射力是有差别的,这种光线走行的变化称为折射。这是由于组成光学系统的材料与包围其四周的媒体(通常是空气)折射率的差异所形成的。在 17 世纪末期,荷兰科学家 Willebrord Snell 研究得出一个不变比率存在于光线的入射角度和折射角度之间。此定律通常称作 Snell 定律*,表示如下:

$$\frac{\sin i}{\sin i'} = \frac{n'}{n}$$

式中　i——入射角

　　　i'——折射角

　　　n'——光线折射介质的折射率

　　　n——光线入射介质的折射率

* 在法国,此定律被命名为 Descartes 定律。

3. 符号

镜片的光学计算中常用的记号如下:

折射率：n
表面曲率半径：r
等效屈光度：F_n
前顶点屈光度 FVP：F_v
后顶点屈光度 BVP：F_v'
物聚散度（光束进入透镜聚散度）：L
像聚散度（光束离开透镜聚散度）：L'
其中 $L + F = L'$

通常小写的字母（半径除外）代表距离（所以其单位是 m），而大写的字母是其相当的倒数（因此单位为屈光度 D）。常规使用一撇来代表在影像空间的数量。

二、球面透镜

由前后两个折射面组成的透明介质称为透镜（lens），这两个折射面至少有一个是弯曲面。弯曲面是球面的叫球面透镜。弯曲面也可以为柱面、环曲面或非球面。

球面透镜使发自物点的光线形成像点。入射到球形表面的光线在各曲折表面的聚散度都会发生变化，这是折射率的变化和折射表面曲率导致了折射面屈光力的产生。穿过球面镜表面的曲率半径是相同的，因此镜片只提供单一一个度数。球面镜的度数分为正或负。球形镜片矫正单纯近视或远视，这两种屈光不正所成的像是清晰的，但是相对视网膜位置不正确。

球面透镜特点如下：
① 各条子午线的曲率半径相同。
② 各条子午线的屈光力相等。
③ 所有入射光线聚焦于一点。

（一）球面透镜的分类

1. 凸透镜

中央厚、周边薄的球镜称为凸透镜（convex lens）。凸透镜对光线有会聚作用，也称为会聚透镜（converging lens）、正透镜。

根据凸透镜的前后两面的形状，可以分为以下几种类型，如图 2-3 所示。

如果凸透镜的前后两个面均为凸面（convergence surface），则称为双凸透镜（biconvex lens）；如果两个凸面的曲率相等，则称为等双凸透镜（equiconvex lens）；如果凸透镜的一面是凸面，另一面是平面，称为平凸透镜（plano-convex lens）；如果由一个凸面和一个凹面（diverging surface）组成，则称为凹凸透镜，或称为新月形凸透镜（meniscus-convex lens）。

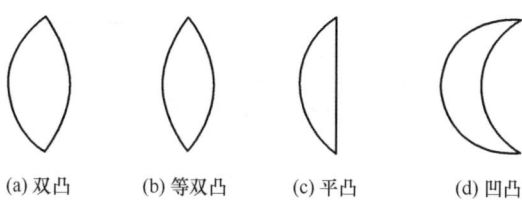

(a) 双凸　　(b) 等双凸　　(c) 平凸　　(d) 凹凸

图 2-3　凸透镜的形式

2. 凹透镜

中央薄、周边厚的球镜称为凹透镜（concave lens）。凹透镜对光线有发散作用，也称为发散透镜（diverging lens）、负透镜。

根据凹透镜的前后两面的形状，也可以分为以下几种类型，如图 2-4 所示。

如果凹透镜的前后两个面均为凹面，则称为双凹透镜（biconcave lens）；如果两个凹面的曲率相等，则称为等双凹透镜（equiconcave lens）；如果凹透镜的一面是凹面，另一面是平面，称为平凹透镜

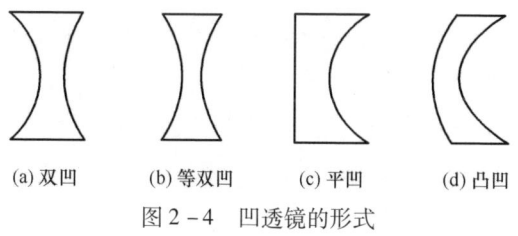

(a) 双凹　　(b) 等双凹　　(c) 平凹　　(d) 凸凹

图 2-4　凹透镜的形式

(plano-concave lens); 如果由一个凹面和一个凸面组成，则称为凸凹透镜，或称为新月形凹透镜（meniscus-concave lens）。

透镜前后表面的形状对于薄透镜光学作用的影响可以忽略，对厚透镜则会产生较大影响。目前的眼镜片多采用新月型，如图 2-5 所示。

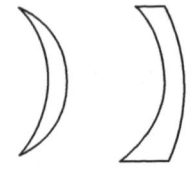

图 2-5　新月形镜片

（二）透镜度数

透镜对光线聚散度改变的程度称为透镜的镜度或屈光度，透镜度数（F）以屈光度（D）为单位。屈光度定义为镜片焦距（以米为单位）的倒数。光线经过凸球面透镜的屈折后，经过主子午线汇集于镜片右侧的第二主焦点（f'）。焦距的倒数因此变成正值的镜度数。相反地，光线经过凹球面镜后，令光线发散。凹球面镜的第二主焦点，置于透镜的左边，因此其焦距是负数。焦距的倒数因此也变为一负值的镜度数。球面透镜各子午线的屈光力相等，即光线投射于凸球面镜，垂直子午线与投射于其水平子午线都会同样汇集在光轴的同一点上。一种无焦镜，此镜并无度数，通常被称为平光镜，用 ∞（代表无限意义的希腊符号）或 0.00D 来标记。

【例 2-1】屈光度数为 +4.00D 的凸透镜，其焦距为多少？

解：$f_2 = \dfrac{1}{F} = \dfrac{1}{+4.00} = +0.25$（m）$= +25$（cm）

$f_1 = -\dfrac{1}{F} = -\dfrac{1}{+4.00} = -0.25$（m）$= -25$（cm）

第二焦点和第一焦点均为实焦点。

【例 2-2】屈光度数为 -3.00D 的凹透镜，其焦距为多少？

解：$f_2 = \dfrac{1}{F} = \dfrac{1}{-3.00} = -0.333$（m）$= -33.3$（cm）

$f_1 = -\dfrac{1}{F} = -\dfrac{1}{-4.00} = +0.333$（m）$= +33.3$（cm）

第二焦点和第一焦点均为虚焦点。

图 2-6 中显示了一块正球面透镜，曲率半径为 r 的成像描述。来自各子午线的光线，共同在第二主焦点上聚焦。

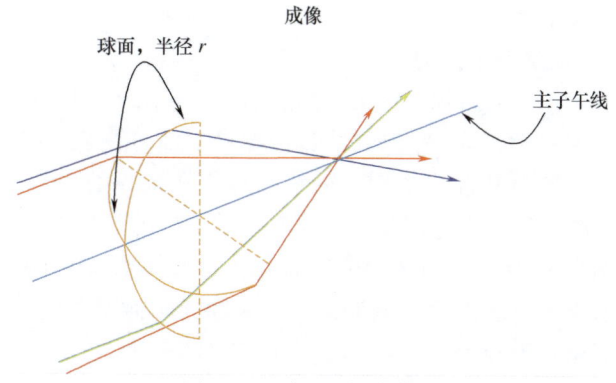

图 2-6 球面透镜成像图

球面透镜的度数与镜面的曲率半径和镜片的材料有关。镜面度数分别用以下公式计算：

$$F = \frac{n' - n}{r} \quad (2-1)$$

式中 n'——光线入射媒体的折射率

n——进入镜前接触镜片媒体的折射率

通常镜片是在空气间，因此前表面的度数公式可写为：

$$F_1 = \frac{n' - 1}{r_1} \quad (2-2)$$

式中 F_1——前表面的度数

n'——镜片材料的折射率

r_1——前表面的曲率半径

后表面的度数公式为：

$$F_2 = \frac{1 - n'}{r_2} \quad (2-3)$$

式中 F_2——后表面的度数

r_2——后表面的曲率半径

眼镜片的度数用以下公式表示：

即：$FA = F_1 + F_2$

这个公式通常称为薄透镜制造者公式。目前，大多数低度的眼镜片都是薄透镜。

（三）后顶点屈光力

定义：镜片的后顶点至第二焦点间减少的距离的倒数。

后顶点屈光力 F_v' 考虑到透镜的厚度，而且代表了光线的屈折。开始入射镜片前表面时，光线平行，在镜片的后表面汇集。眼镜片对眼睛的屈光作用是一定要检查后顶点屈光力的。

如图 2-7 所示，A_1 是透镜的前顶点，而 A_2 是透镜的后顶点。光线入射镜的前表面时，如果镜的后表面无干涉，那么光线经过屈折刚好聚焦于 O' 点。

由于眼睛通常置于透镜的后顶点处（图中的右方），所以眼镜片指定的度数就是后顶点度数。任何有列明后顶点度数的镜片，很典型地假设了第二焦点位于远点球面上。

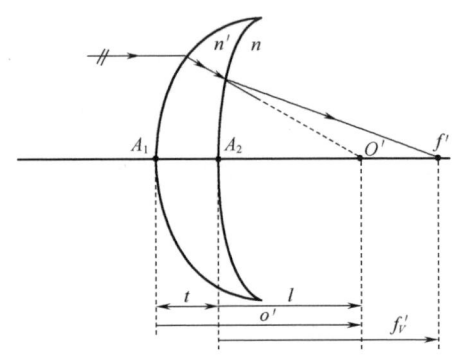

图 2-7 后顶点屈光度成像图

t—透镜的厚度　l—属于光线射出镜前表面时，反映在镜片后表面的物距　f_v'—后顶点焦距　f'—第二焦点

后顶点度数由以下公式计算：

$$F_v' = F_2 + \frac{F_1}{1 - (t/n)\, F_1} \quad\quad (2-4)$$

从公式中清楚地获悉,透镜的厚度和折射率会影响后顶点屈光度数。

【例 2-3】一块镜片有表面屈光度 $F_1 = +12.00D$ 和 $F_2 = -4.00D$,中心厚度等于 8mm,折射率是 1.60。

镜片度数是:
$$FA = F_1 + F_2 = +12 + (-4) = +8.00(D)$$

后顶点度数是:
$$F_v' = F_2 + \frac{F_1}{1 - (t/n)F_1} = -4 + \frac{12}{1 - (0.008/1.60) \times 12} = +8.77(D)$$

(四) 前顶点屈光力

定义:第一主焦点至镜片的前顶点间减少的距离的倒数。

前顶点度数代表了光线屈折于镜片前表面,形成第一主焦点的屈光度。用另一种讲法,这等于第一焦距的倒数。一般在测量双光镜和渐变多焦点镜片时用到。

如图 2-8 所示,A_1 是透镜的前顶点,而 A_2 是透镜的后顶点。光线离开镜片的后表面之后,光线从第一主焦点起将变成平行的。

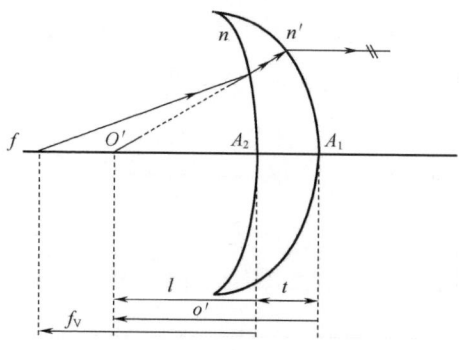

图 2-8 前顶点屈光度成像图

t—透镜的厚度 l—属于光线射出镜前表面时,
反映在镜片后表面的物距 f_v—前顶点焦距 f—第一主焦点

前顶点度数由以下公式计算:
$$F_v = F_1 + \frac{F_2}{1 - (t/n)F_2} \quad (2-5)$$

从公式中清楚地获悉,透镜的厚度和折射率会影响前顶点度数。

【例2-4】 一块镜片有表面弧度 $F_1 = +12.00D$ 和 $F_2 = -4.00D$,中心厚度为8mm,折射率是1.60。

镜片度数是:

$$FA = F_1 + F_2 = +12 + (-4) = +8.00(D)$$

前顶点度数是:

$$F_v = F_1 + \frac{F_2}{1-(t/n)F_2} = 12 + \frac{-4}{1-(0.008/1.60)(-4)} = +8.08(D)$$

这和后顶点度数+8.77D相差甚远,只有等效透镜才会有相同的前顶点和后顶点屈光力。

(五) 等效屈光力

定义:如果镜片的厚度非常薄,等效度数等于一块镜片的度数。

能够取代厚镜片的薄镜片(一片在前表面用于入射的平行光线,另一片在第一主焦点用于入射光线)可以放在等效平面。平面与主光轴相交处的等效点,是镜片六个基点中的两个。

如图2-9所示,P'是有等效度数的第二主面,在此位置,在第二主焦点形成一个焦点。P是第一主平面,该处的等效屈光力使发自第一主焦点的光线成为平行光线。

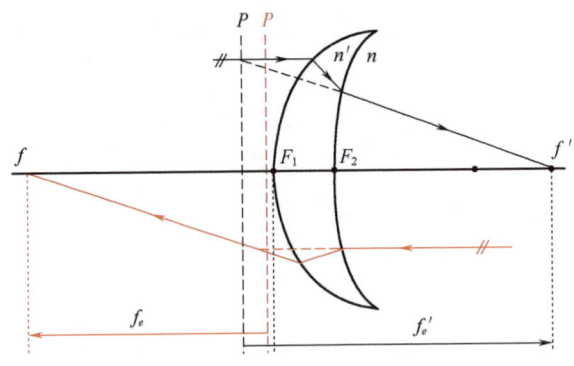

图2-9 等效屈光度成像图

t—镜片的厚度 f'_e—第二等效焦长 f_e—第一等效焦长

（六）实际屈光力

实际屈光力（F），是指不同度数在不同的镜眼距对眼睛的作用一致。实际屈光力在眼镜中用到的较多，比如框架眼镜与隐形眼镜的处方转化，不同镜眼距的变化对实际屈光度的影响等。

知识点2　散光的度数

一、柱镜的特点

矫正非单纯近视或远视，而是比较复杂的屈光不正，单用球面镜片是不够的。柱镜的特征是各条子午线的曲率半径都不相同。柱镜的其中一主子午线是平光的，屈光力向与这个轴线相垂直的方向渐增，最大的屈光力在第二主子午线上，相距90度。

柱镜能矫正简单的散光。复合或混合散光需用环曲面镜来矫正。

柱透镜特点如下：

① 各条子午线的曲率半径都不相同。

② 各条子午线的屈光度都不相同，与轴夹角越大的方向，其屈光力越大。

③ 柱镜有一条子午线是平光的，另一条子午线屈光力最大；两条子午线相互垂直。

④ 所有入射光线不会聚于一点。

图2-10显示了一个柱镜。垂直于子午线方向的光线穿过透镜后无任何偏折，因为在这条子午线上，并无任何屈光度。在水平子午线方向的光线会在水平屈光力子午线的焦距形成一条直线焦点。所构成的焦点线在垂直子午线上，即与形成它的子午线相垂直。

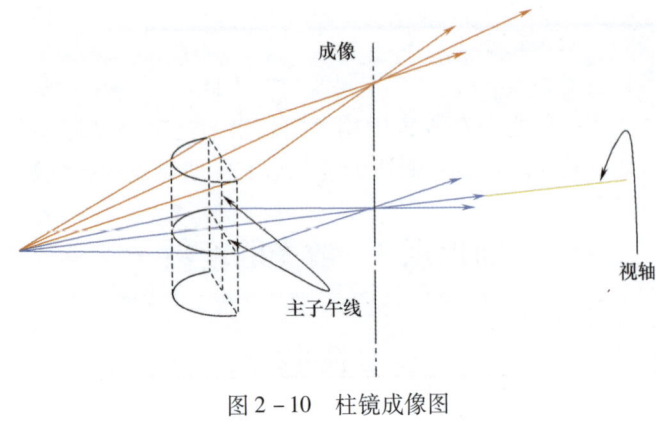

图 2-10 柱镜成像图

二、柱面透镜的屈光力

1. 柱面透镜

如果散光眼的两条主子午线中的一条不需要矫正,可以使用柱面透镜矫正。柱面透镜可以从一个透明圆柱体(如玻璃)沿轴方向切下而得到。

如图 2-11 所示,将一条直线 PQ 绕另一条直线 AA' 平行等距离旋转,就可以得到一圆柱体。AA' 为圆柱的轴,两条线的间距为圆柱的曲率半径,与轴垂直的方向有最大的曲率。这样得到的一个面为平面另一个面为圆柱面的透镜为柱面透镜(cylindrical lens)(图 2-12、图 2-13)。

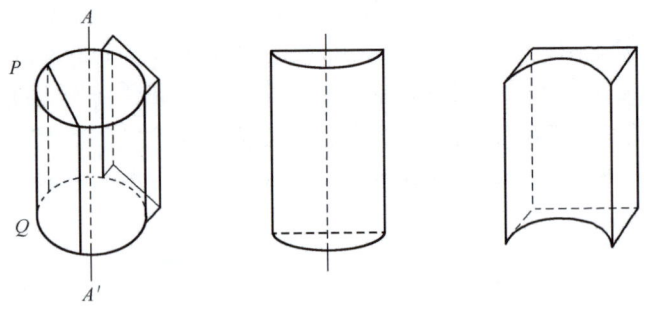

图 2-11 圆柱透镜　　图 2-12 正柱面透镜　　图 2-13 负柱面透镜

由于柱面透镜在与轴平行的方向上曲率为零（没有弯曲），所以光线通过柱面透镜在这个方向上没有曲折，柱面透镜在与轴垂直的方向上有最大的曲率，所以光线通过柱面透镜在这个方向上受到最大的屈光力。平行光通过柱面透镜后汇聚到焦点，焦点集合成一直线称为焦线（图2-14、图2-15），焦线与轴平行。

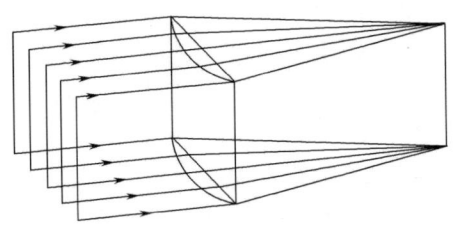

图2-14　正柱镜成像

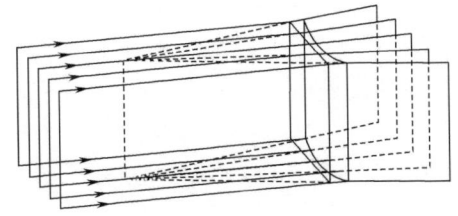

图2-15　负柱镜成像

2. 柱面透镜的屈光力

柱面透镜沿轴方向的曲率为零，与轴垂直方向有最大的曲率，该方向的屈光力为柱镜的屈光力。如果柱面最大曲率的半径为r，透镜的折射率为n，则柱面的屈光力为：

$$F=\frac{n-1}{r} \qquad (2-6)$$

例如，皇冠玻璃的折射率$n=1.523$，柱面最大曲率的半径为0.523m，则该柱面的屈光力为+1.00DC（DC为柱镜度数单位）。

3. 柱面透镜的视觉像移

将一个柱面透镜置于眼前，观看"+"字视标。当透镜沿轴向移动时，由于轴向无曲率，故无视觉像移现象，当透镜沿最大曲率方向移动时，将产生视觉像移。若是正柱镜，像移与透镜移动方向相反；若是负柱镜，则像移与透镜移动方向相同。

以柱面透镜的中心为轴进行旋转时，通过透镜可观察到"+"字的两条线在随着透镜的旋转进行"张开"继而又"合拢"状的移动。这种现象称之为"剪刀运动"（scissors movement）。该现象是由于柱面透镜各子午线方向的屈光力不同所致。

三、正交柱镜

在讨论散光镜片的时候，常利用光学"+"字图，由于可以在图中"+"字的水平和垂直的两方向上直接标出屈光力，所以在讨论柱镜叠加等问题时非常直观、方便。以下描述中，V代表垂直、H代表水平、$\bigcirc$代表联合，X代表轴位。

正交柱镜有以下性质：

① 轴向相同的两柱镜叠加，其效果等于一个柱镜，其屈光力为两个透镜屈光力的代数和。

【例 2-4】

a. $+2.00DC \times V \bigcirc +2.50DC \times V = +4.50DC \times V$ ［图 2-16］

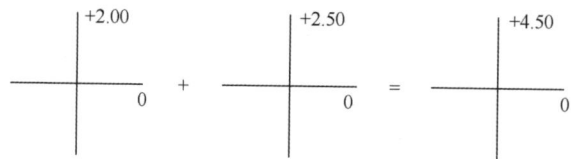

图 2-16 两柱面垂直叠加

b. $-3.00DC \times H \bigcirc +3.00DC \times H = 0.00D$ ［图 2-17］

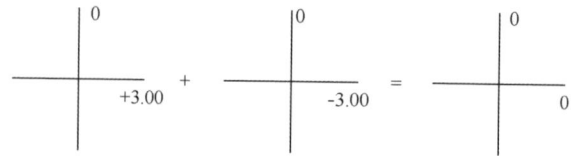

图 2-17 两柱面水平叠加

② 两相同屈光力且轴互相垂直的柱镜叠加，效果为一球面透镜。且球面镜的屈光力等于柱面镜的屈光力。DS 表示球镜度数，其他符号同柱镜。

【例 2 - 5】

$+2.00DC \times H \bigcirc +2.00DC \times V = 2.00DS$ ［图 2 - 18］

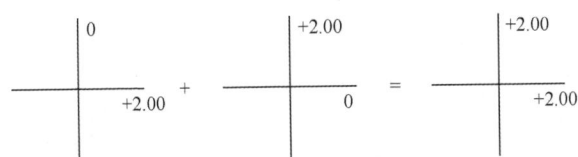

图 2 - 18　相同屈光力两柱面垂直叠加

③ 一个柱面镜可由一个相同屈光力的球面镜与一个屈光力相同但符号相反且轴向垂直的柱镜叠加所代替。

【例 2 - 6】

$+3.00DC \times V = +3.00DS \bigcirc -3.00DC \times H = 0.00D$ ［图 2 - 19］

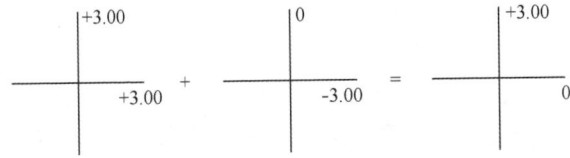

图 2 - 19　柱面球面转化

④ 两轴互相垂直屈光力不等的柱镜叠加可等效为一球面与一柱面的叠加。

【例 2 - 7】

a. $-1.00DC \times V \bigcirc -2.00DC \times H$ ［图 2 - 20］

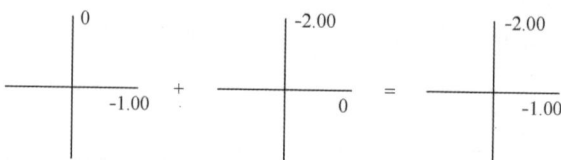

图 2-20　不同屈光力的两柱镜垂直叠加

b. $-1.00\text{DS} \bigcirc -1.00\text{DC} \times H$ ［图 2-21］

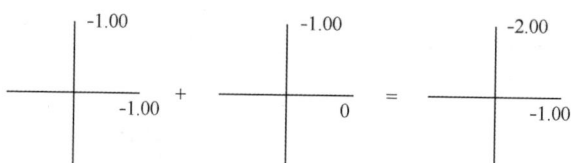

图 2-21　球面柱面叠加（一）

c. $-2.00\text{DS} \bigcirc +1.00\text{DC} \times V$ ［图 2-22］

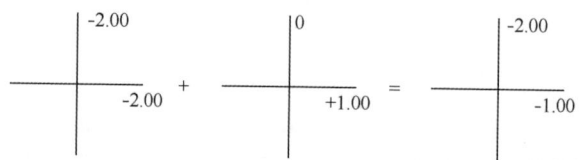

图 2-22　球面柱面叠加（二）

例 2-7 中可以看出 a 是两柱面叠加；b、c 是球面与柱面的叠加。三者的结果是一样的。

四、球-柱镜特点

很多散光不是单纯的，大部分是复合性散光，这样柱面透镜就矫正不了，只能用球-柱面透镜去矫正。薄透镜的总屈光力是前后两面屈光力之和，将透镜的一面制成为球面，另一面制成柱面，两面之和就得到一个球-柱面透镜。可以明显地看到，两个轴线成直角而度数不同的柱镜在一起会创造出一个球-柱镜。柱镜会形成一条焦线，而球-柱镜却会形成两条成直角的焦线，焦线的方向与镜片的主子午线相对。构成的光束叫做"散光光束"，而焦线间的距离叫作"Sturm 间距"，如图 2-23 所示。任何没有穿过两主子午线的光线将会分别经过两条焦线。通常情况下，不通过最大子午线的光线的聚散度变化不会像通过最大子午线者变化那么大，也不会像通过最小子午线者变化那么小。

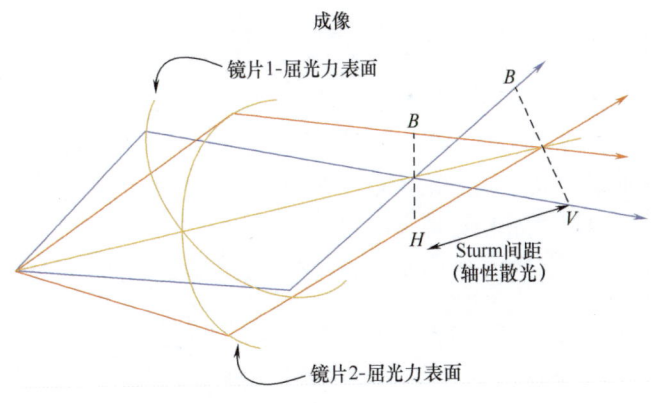

图 2-23　球-柱面透镜成像图

图 2-24 显示出一个拥有两条正子午线的环曲面，表示成正球-柱镜形式，光线沿着其散光光束的成像。正柱镜的屈光力子午线部分是沿着 180°的子午线（即轴位 90°）。光线入射镜片的水平方向会影响到球镜度数与柱镜度数（聚焦于 BH）。光线入射镜片的垂直方向只影响到球镜度数（聚焦于 BV）。在图 2-24 中从左向右，可以观察到成像的变化，首先它表现成一个在垂直子午线方向延长的椭圆形成像，接着是一条垂直的焦线，然后是一个圆形成像，而最后是一个在水平子午线方向伸长的椭圆形成像。

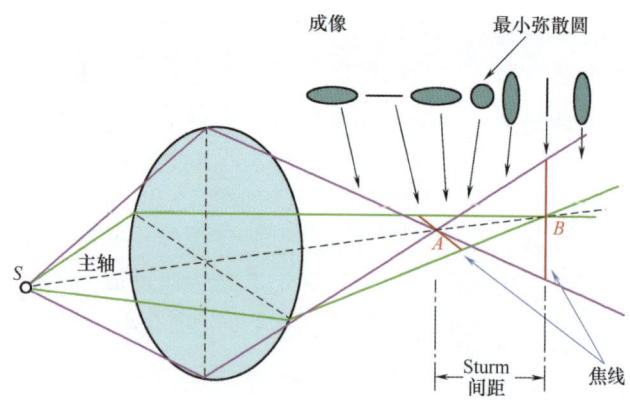

图 2-24　Sturm 光锥图

如果在上述的散光光线方向每隔一段距离都装上一个屏幕，成像便可有多种。最小弥散圆位于两焦线之间屈光距离的中点。环曲面形成的最佳成像效果位于最小弥散圆处，因为在此物点相对的水平和垂直尺寸最接近原型，虽然影像并不是非常清晰。在焦线上的任何一点，物点的影像会被看成是一条线，如图 2-25 所示。

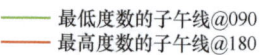

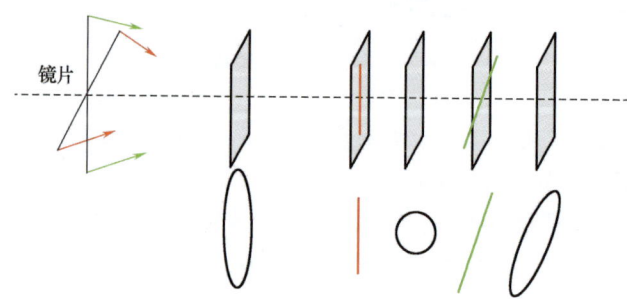

图 2-25　球-柱面透镜成像截屏图

最小弥散圆所在环曲面形成的影像是最清晰之处。在该点，散光光束是圆形的。最小弥散圆位于两主子午线度数的平均值倒数的位置。

【例 2-8】一个球-柱镜的度数是 +8D/-2.50D×180,一个物体位于镜前 0.5m,请问焦线和最小弥散圆的位置在哪里?

主子午线度数: +5.50D@90   +8.00D@180

物体位于 0.5m 处, $l = -0.5$m

因此 $L = \dfrac{1}{-0.5} = -2$ (D)

垂直方向焦线的位置:由于 $F_H = +8.00$ (D)

根据公式, $L' = L + F$ $L_H' = (-2) + (+8) = +6$ (D)

得出 $l_H' = \dfrac{1}{6} = 16.7$ (cm)

水平方向焦线的位置:由于 $F_V = +5.50D$ $L_V' = (-2) + (+5.5) = +3.5$ (D)

得出 $l_V' = \dfrac{1}{3.5} = 28.6$ (cm)

$Lclc' = \dfrac{L_H' + L_V'}{2} = \dfrac{6 + 3.5}{2} = 4.75$ (D)

最小弥散圆的位置: $lclc' = \dfrac{1}{4.75} = 21.1$ (cm)

五、球柱面透镜之间的转换

1. 球柱面透镜

一个球柱面透镜的前表面屈光力为 F_1,后表面屈光力为 F_2,两面之和为球柱面透镜总屈光力 F,有 $F = F_1 + F_2$。

【例 2-9】 $F_1 = +2.00DS$, $F_2 = -1.00DC×V$ [图 2-26]

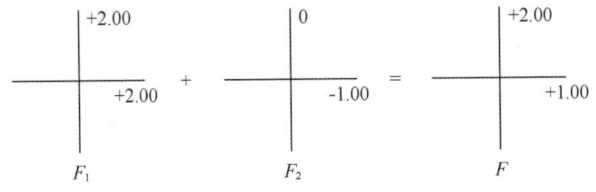

图 2-26 球柱转化(一)

$F_1 = +1.00DC×V$, $F_2 = -2.00DS$ [图 2-27]

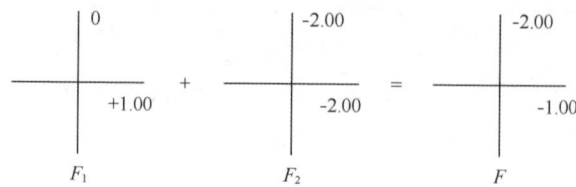

图 2-27 球柱转化（二）

2. 散光镜片的表示形式

表示一散光镜片，要将其分解为球面及柱面成分。

【例 2-10】镜片 A 在垂直方向屈光力为 -3.00D[-2.00D(⌒)-1.00D]，水平方向屈光力为 -2.00D [图 2-28]。

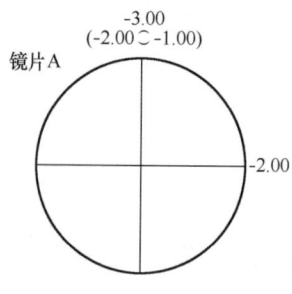

图 2-28 散光镜片 A

（1）表示成球面加负柱面

$-2.00DS \frown -1.00DC \times H$ [图 2-29]

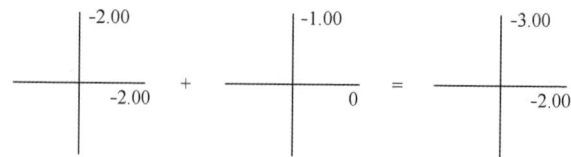

图 2-29 球面加负柱面

（2）表示为球面加正柱面

$-3.00DS \frown -1.00DC \times V$ [图 2-30]

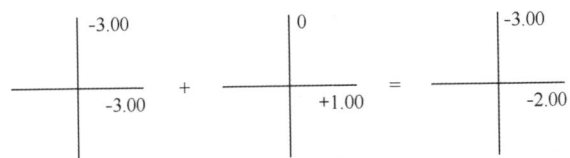

图 2-30 球面加正柱面

（3）表示为柱面加柱面

$-3.00DC \times H \bigcirc -2.00DC \times V$ ［图 2-31］

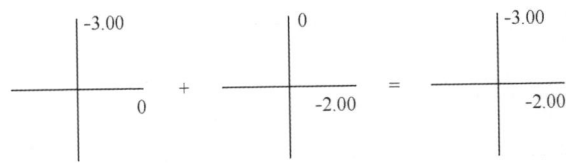

图 2-31 柱面加柱面

通过以上例子我们可以知道，散光镜片可以有以上三种处方表示形式。

在实际应用中，球面 + 负柱面的表示形式最为常见，即不论球面值为正值还是为负值，柱面都以"负"柱面的形式表示。

知识点 3　眼镜片度数的测量

镜片的度数（一般是后顶点屈光力）可以手工测量，即使用中和法，或使用现在更常用的焦度计，焦度计也被称为镜片测度计和镜片测度仪，第一代仪器曾被称作"验光计"。

一、中和法

在没有焦度计的情况下，可利用试镜片来中和镜片的度数。中和法如下：注视一个远距离的十字视标，它的十字线条超出镜片边缘的范围。镜片被上下左右地移动，来确定"顺动"与"逆动"，如图 2-32 所示。顺动见于负度数的镜片，而逆动见于正度数的镜片。

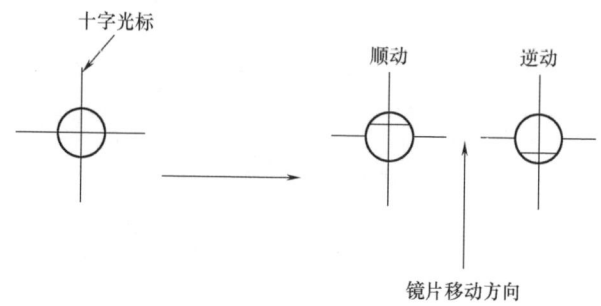

图 2-32 透镜的像移

1. 球面透镜中和法

使用相反符号的试镜片进行中和移动。即"顺动"是使用正试镜片与未知镜片接触进行中和的。改换试镜片的度数，直至看不到十字视标的移动。

如果未知镜片是球面镜，两条主要子午线会向同一方向移动，并且速度是相同的。

对凸透镜进行识别时，如果透镜与眼睛的距离超过透镜的焦距，将看到倒立、缩小和顺动的像。为了避免判断失误，一般将透镜放在眼前 15~20cm 处。如果看到倒立缩小的像，应将透镜移近。

若像不移动，则表示此透镜为平光镜。透镜的屈光力越大，移动越快；屈光力越小，移动越慢。

也可以将镜片做前后移动来识别球面透镜。镜片由眼前向远处移动时，透过镜片看到物像也向远处移动；当镜片由远处向眼前移动时，透过镜片看到物像向眼前移动，这种现象也称为顺动，表示此透镜为凹透镜。如果物像的移动方向与透镜的移动方向相反，称为逆动，表示此透镜为凸透镜。

中和法具体操作步骤如下：

① 判断被测镜片的性质，通过视觉像移实验，如果是顺动为负透镜，逆动则为正透镜。

② 在镜片箱中取出与被测镜片性质相反的镜片，如原来是正透镜，则用负透镜中和；如为负透镜用正透镜中和。

③ 被检镜片和测量镜片紧贴一起，判断影像移动，直到影像不移动。则被检镜片的度数就是测量镜片的度数，符号相反。

2. 环曲面镜片的中和法

如果是柱镜或球－柱镜，那么每条轴要分别中和。寻找主要子午线的方法是，握着镜片在十字视标前，在大约光轴的位置旋转镜片。在某些位置上，通过镜片看到的十字线与镜片外的线条不是连续的，它们也不会成直角。旋转镜片直到镜片内的线条与镜片外的线条连续。这就是主要子午线，可以标记下来并分别中和。如图2-33所示。

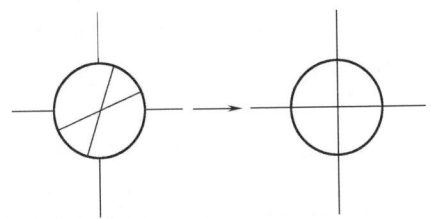

图2-33 透镜的旋转

二、焦度计测量法

焦度计可用于测量镜片或镜片系统的后顶点度数或前顶点度数。将镜片的光学中心置于相对视轴与旋转中心正确的位置上。当光学中心在焦度计置于正确的位置时，可以测量球面度数、柱镜度数与它的方位和棱镜度数。对于眼镜片，测量镜片后顶点度数时，将镜片的后极置于镜片平台上；测量镜片前顶点度数时，将镜片的前极置于镜片平台上。

焦度计包括调焦系统和望远镜的观察系统。

当焦度计上没有镜片，而焦度计被调整到零度时，视标位于标准镜片的第一主焦点，片平台位于标准镜片的第二主焦点。

焦度计测量方法如下：

1. 焦度计的准备

（1）调整目镜焦点　每次使用焦度计前，应调整目镜的焦点。旋转目镜，直到它完全向外（通常向逆时针方向旋转），通过目镜所看到的固定刻度是模糊的。然后，将目镜向顺时针方向旋转，直到十字视标和固定刻度刚好达到聚焦。继续旋转目镜会强迫注视者使用调节装置去维持固定刻度的聚焦。注视视标时，使用调节装置会导致测量度数的变动。

（2）检查校准　在调整好视度的前提下，打开电源开关，旋转测定镜片焦度值的旋钮，直到能够清晰地看到准值分划板上的标识。将准值分划板的各个线条与固定分划板上的黑线条对正。载镜台空载时，将光环调到最清晰，此时读数窗内箭头应指在0.00 刻度上，若箭头不指在0.00 刻度上，应检修焦度计或者以箭头对准的刻度为起始点。

2. 球镜顶焦度的测量和光学中心的确定

① 将被测镜片置于镜片台上，调整镜片升降台的高度，使镜片中心和光轴中心重合，即从目镜中看到绿色活动分划板上的十字中心和望远镜的十字中心重合；若不重合，可上下左右移动镜片的位置使其重合。

② 打开固定镜片的导杆开关钮，使固定镜片的接触圈压紧镜片。

③ 转动顶焦度测量手轮，调节到视场中出现的绿色十字线最清晰为止，如图 2-34 所示，此时读数即为该镜片的顶焦度：$+1.00/-2.00×120$。

④ 按下打印手柄，在镜片表面打印三个印点，其中间的印点即为镜片的光学中心。

3. 柱镜顶焦度、轴位的测定和光学中心的确定

① 在两个相互垂直的子午线上，柱镜有两个不同的顶焦数

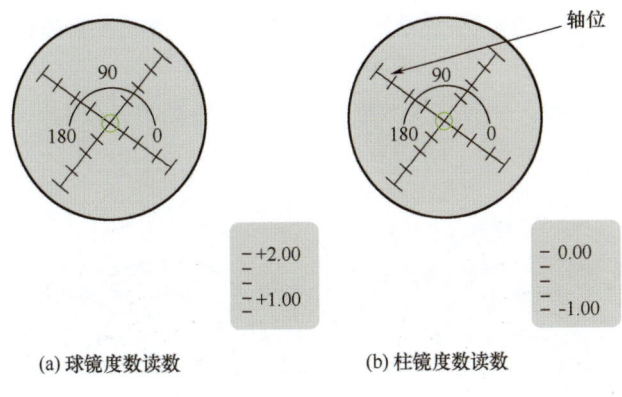

(a) 球镜度数读数　　　(b) 柱镜度数读数

图 2-34　球镜顶焦度

值。分别测得此两个方向上的屈光度数值,两数值之差就是柱镜顶焦度即散光度数。

② 当有散光度数的镜片固定装夹后,绿色活动分划图线变得不清楚,如图 2-35 所示。这时,转动顶焦度测量手轮,调节至 12 个小点被拉成倾斜的立体圆筒形,即把点拉成线。

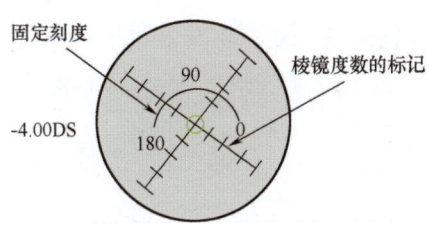

图 2-35　散光单向焦度

③ 如调节至出现上述状态时,则表示镜片带有散光,有两个不同的顶焦度位置,一个在顶焦度小的位置,另一个在顶焦度大(绝对值)的位置,且互成直角的关系。测量柱镜的镜度时,第一次测量出现的度数作球镜值,第二次测量的度数与第一次测量度数的差值为柱镜值。第二次测量分划板上光亮条的方向为散光轴向。

④ 转动顶焦度测量手轮,调节至三根绿色细线清晰,中心断线连成光滑直线,并与倾斜的立体圆筒形相平行,如图 2 - 36 所示。可读得第一个顶焦度数据。例如 $C = -2.00 \times 120$,可将这个数据作为球镜度数:$+1.00/-2.00 \times 120$。

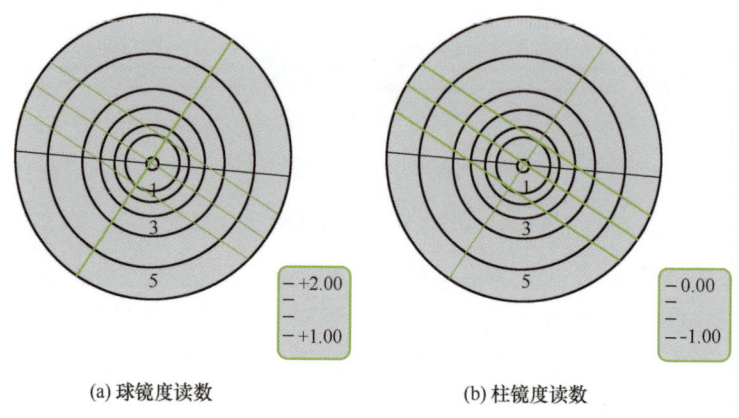

图 2 - 36　散光小度数焦度

⑤ 转动散光轴测量手轮,将两根粗的绿色分划线调至清晰,粗线连成光滑直线,并与倾斜的立体圆筒形相平行,如图 2 - 37 所示。该位置为柱镜轴位角度,在顶焦度测量手轮上可读得第二个顶焦度数据,例如:$C = -5.00 \times 30$。因此,可根据"第二顶焦度 - 第一顶焦度 = 散光度数",求得该镜片的散光度数。例如:散光度数 = $(-5.00) - (-2.00) = -3.00D$,即该镜片的镜度为:$-2.00/-3.00 \times 30$。

⑥ 在镜片上打印三个印点做标记,将三个印点连成一直线,即为该镜片的散光轴位,其中间的印点,即为该镜片的光学中心。

4. 使用焦度计测量棱镜

先将镜片的棱镜测量点固定在载镜台物镜上,调整调焦手轮使准值分划板上的绿色十字清晰,即可进行测量,此时准值分划板上的绿色十字的中心偏离望远镜的十字线标尺的角度及距离就

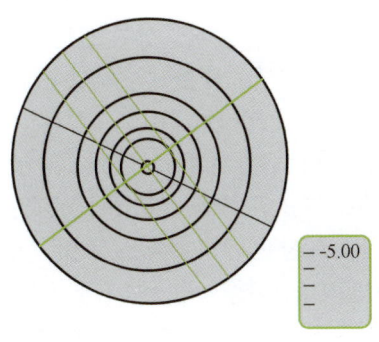

图 2-37 散光大度数焦度

是该镜片棱镜的基底方向及棱镜度。以右眼为例，如果准值分划板上的绿色十字的中心朝右偏离，则为底朝内；准值分划板上绿色十字的中心朝上偏离，则底朝上；偏离几格即为几度棱镜。相反，通过镜片移心也可以产生所需加工的棱镜，根据处方的要求使准值分划板绿色十字的中心偏离望远镜的十字线标尺，偏离几格即为几度棱镜。如：朝右偏离三格即 3△ 底朝内；朝上偏离两格即 2△ 底朝上棱镜。这时用打印机打出三点，中间的一点就是加工中心。

知识点 4　眼镜的处方

镜片的度数目前主要是有两种表示方法：一种是以 0.25 为间隔，这种最常见；还有一种是以 0.125 为间隔，较少见。

屈光力的单位为"D"。如果是球镜，还要标明球镜（sphere）的简称"S"。完整球镜的屈光力记录为：+1.50DS、-3.75DS。

如果透镜屈光度数为零，则记录 0.00DS 或平光透镜（plano lens，PL）。

如果是柱镜，除了屈光度数之外，还必须注明轴位。在屈光度"D"后面要加上柱镜（cylinder）的简称"C"；轴位（axis）

要根据 TABO 标示法记录，用"×"来表示。为了避免手写时的误笔，常常将度的符号"°"省略，并在不足三位的轴位度数前加"0"以补足三位。所以完整的柱镜屈光力表示应为：-1.50DC×180、-2.00DC×005、-3.00DC×015。

散光透镜通常以球柱联合的形式表示，要分别记录球镜度数、柱镜度数和柱镜的轴位。在球镜度数和柱镜度数之间会用"/"或者"⌒"来连接，有时也可以省略。例如一个-2.00D 球镜联合-1.50D 轴位在 170°的柱镜，可以写为下列形式：

-2.00DS ⌒ 1.50DC×170;   -2.00DS/-1.50DC×170;
-2.00DS-1.50DC×170;   -2.00DS -1.50DC×170
-2.00/-1.50×170

一、处方的分类与书写要求

规范的配镜处方开具，应包括：

① 配镜者的一般资料，包括姓名、性别、年龄、职业等。

② 分别注明右眼和左眼的远用和（或）近用屈光度数，包括球镜度数、柱镜度数和柱镜的轴位，并记录矫正视力。

③ 如果处方有棱镜，应注明右眼和左眼的棱镜度和基底朝向。

④ 记录远用和（或）近用的瞳距。如果验配渐进多焦点镜片，须注明单眼瞳距。

⑤ 验光师签名并记录日期。

1. 便签式处方

例如：　姓名：×××　　性别：　　　职业：　　　联系方式：
　　　　DV　OD　-1.75DS/1.00DC×180→1.0
　　　　OS　-3.00DS　　　　　　　→1.0
　　　　　　　　　　　　　PD　66mm
　　　　　　　　　　　　　验光师：×××
　　　　　　　　　　　　　日期：

2. 表格式处方

姓名：　　　　性别：　　　　年龄：　　　　工作单位：

	球镜度数	柱镜度数	轴位	棱镜度	基底	矫正视力	瞳距（mm）
远用							
近用							
隐形眼镜度数							
近附加							
备注							

验光师：
日期：

二、环曲面透镜镜片度数的形式和转化

1. 基弧

基弧在不同的地方表示有不同的意思，主要有以下几个方面：

① 柱镜表面最低度数的弧度，也可以称为环曲面基弧；正交弧是环曲面表面上的另一主要弧度。

② 球镜镜面最低度数的弧度。

③ 镜片系列中最常用的弧度。

④ 多焦镜片或渐变镜片前表面的弧度。

⑤ 隐形眼镜后表面的曲率半径。

2. 环曲面的形式

环曲面是指透镜的一面既有基弧（最底屈光力），也有正交弧（最高屈光力），这两个方向相互垂直。

含有环曲面的透镜叫环曲面透镜。它有三种形式：正交柱镜、球镜负柱镜、球镜正柱镜。

例如：一个透镜度数是球镜 -3.00、柱镜 -0.75、轴位 180，可以有以下描述：

正交柱镜形式：-3.00×90/-3.75×180

球镜负柱镜形式：-3.00/-0.75×180

球镜正柱镜形式：-3.75/+0.75×90

3. 基本转换

在常见的验光处方中，都是以球面负柱镜的形式出现，有时候需要把球镜正柱镜转化成球镜负柱镜。一般转化有个口诀"代数和、变号、转轴"。

① 新球镜的屈光度是球镜及柱镜屈光度之和。

② 转换柱镜的符号。

③ 转换轴位 90°。如原轴位低于 90，则新轴位为原轴位加上 90；如原轴位高于 90，则新轴位为原轴位减去 90。

例如：+1.00/+0.75×180 变成了 +1.75/-0.75×90

4. 环曲面透镜片型转化

前面知道镜片各个方向的度数，但是镜片有两个面，为了能更清楚镜片两个面的具体屈光度分布，要运用镜片相关知识进行转化。

假设要用 -6.00D 的环曲面基弧，使镜片的度数为 +1.75/-0.75×90 镜片。步骤如下：

① 转换处方（基本转换），使柱镜的符号与环曲面基弧相同。

② 将环曲面基弧以柱镜形式表示（轴位与处方上的轴位相差 90°），然后写在分数符号之下。

③ 将处方上的柱镜与环曲面基弧相加得出正交弧，再将此以柱镜形式表示，轴位与处方上的轴位相同。因此 -6.00 + (-0.75) = -6.75。

④ 将环曲面基弧从处方上的球镜中减去得出球弧。并将此写在分数符号之上。因此 +1.75 - (-6.00) = +7.75。这就是环曲面规格。

例如，用 +8.00D 环曲面基弧制造 +1.75/-0.75×90 镜片。

步骤如下：

① 转换处方（基本转换），使柱镜的符号与环曲面基弧相同。在这个例子中符号并不相同，所以需要这一步。现在处方就是 $+1.00/+0.75\times180$。

② 将环曲面基弧以柱镜形式表示（轴位与处方上的轴位相差 $90°$），然后写在分数符号之上（常规上，需要将前曲面写在分数符号之上）。

③ 将处方上的柱镜与环曲面基弧相加得出正交弧，再将此以柱镜形式表示，轴位与处方上的轴位相同。因此，$+8.00+(+0.75)=+8.75$。

④ 将环曲面基弧从处方上的球镜中减去得出球弧，并将此写在分数符号之下。因此 $+1.00-(+8.00)=-7.00$。

附：国家标准中的相关要求

1. 柱镜轴位方向允差

柱镜顶焦度值/D	≤0.50	>0.50 和 ≤0.75	>0.75 和 ≤1.75	>1.50
轴位允差/(°)	±7	±5	±3	±2

2. 多焦点镜片的附加顶焦度允差　　　　　　　　单位：D

附加顶焦度值	≤4.00	>4.00
允差	±0.12	±0.18

3. 光学中心和棱镜度的允差　　　　　　　　单位：($^\triangle$)

标称棱镜度	水平棱镜允差	垂直棱镜允差
0.00~2.00	±(0.25+0.1×S_{max})	±(0.25+0.05×S_{max})
>2.00~10.00	±(0.37+0.1×S_{max})	±(0.37+0.05×S_{max})
>10.00	±(0.50+0.1×S_{max})	±(0.50+0.05×S_{max})

注：S_{max} 表示绝对值最大的子午面 L 的顶焦度值。

思考题

1. 什么是球面透镜？什么是柱面透镜？什么是环曲面透镜？
2. 前表面屈光力、后表面屈光力、后顶点屈光力、等效屈光力和有效屈光力的关系是什么？
3. 薄透镜有什么特点？
4. 如何用焦度计测量散光？举例说明。
5. 正交柱镜的性质有哪些？
6. 球柱面透镜之间是如何转化的？

【实训项目3】球镜的识别与中和

一、目标

① 熟悉球面透镜的主要光学性能。
② 能利用厚薄法、像移法、影像法识别球面透镜。
③ 能够利用像移法进行球镜中和。

二、工具

带有编号的未知镜片若干、十字线、镜片箱。

三、步骤

① 学生按各自实训小组组织在一起,领取带有编号的镜片,用厚薄法判断镜片的正负。

区别方法:正球镜:中间厚,周边薄;负球镜:中间薄,周边厚。

② 学生按各自实训小组组织在一起,领取带有编号的镜片,用影像法判断镜片的正负。

区别方法:通过正球镜看到物体的像是放大的;通过负球镜看到物体的像是缩小的。

③ 用像移法判断镜片的正负。

取镜片,使镜片对准十字线的中心,左右移动镜片,通过镜片所呈现的十字线的移动方向来区分镜片的正负。

区别方法:负镜片,镜片内的十字线的移动方向与镜片的移动方向一致(顺动);正镜片,镜片内的十字线的移动方向与镜片的移动方向相反(逆动)。

④ 正负球镜中和法。学生按各自实训小组组织在一起,领取已经准备好的镜片、专用中和十字视标。

a. 若待测镜片内十字线逆动,则待测镜片是正镜片。从镜片箱中取出一定度数的负镜片进行中和，逐渐加大负球面镜片的度数，直至镜片内的十字线虚像视觉像移动向转变为不动，此时为中和状态，记录下此时从镜片箱取出的负镜片的度数，从而得出待测镜片的度数。

b. 若待测镜片十字虚像顺动，则待测镜片是负镜片。逐渐加大正球面镜片进行中和，直至镜片内的十字线虚像视觉像移动向转变为不动，此时为中和状态，记录下此时从镜片箱取出的负镜片的度数，从而得出待测镜片的度数。

例如：该未知镜片像移为顺动，则是负球镜，加正球镜进行中和。如加 +5.00D 中和后影像移动变为逆动，如图 1 所示，则逐渐减小正镜片的度数，直到 +2.75D 时，顺动量减少，接近中和，如图 2 所示。

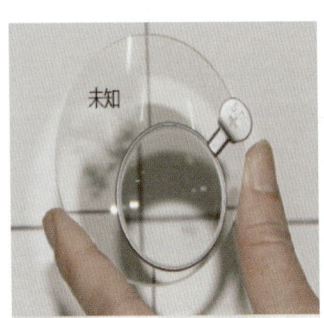

图 1　加 +5.00D 后，影像由顺动转为逆动

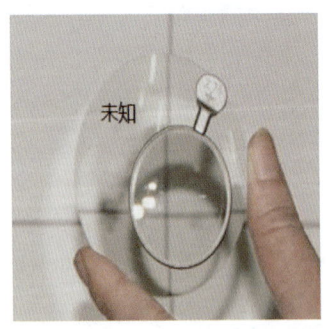

图 2　加 +2.75D 后，达到中和

⑤ 各实习小组人员用中和法在草稿纸上写出待测正负球面镜片的屈光度。

四、注意事项

① 测量镜片的光学中心要大致对准十字线的中心，在十字线的交叉中心进行上下左右移动，离十字中心过远移动没有参考意义。

② 移动时，人眼与镜片光学中心、十字线交叉中心在同一直线（十字移动指的是通过镜片观察到的十字线的像移）。

③ 镜片和十字线之间的距离保持10~15cm，太近、太远将无法观察到十字移动。

五、操作记录

镜片编号	像移法判断正负球镜	测量球镜顶焦度

【实训项目4】球镜、散光柱镜片的识别与检测

一、目标

① 区分球镜与散光柱镜片。
② 确定球－柱镜和柱镜的轴位。
③ 通过自动焦度计的检测来验证镜片是球镜还是散光柱镜片。

二、工具

带有编号的球镜镜片和球－柱镜片若干、十字线、镜片箱、自动焦度计。

三、步骤

① 请从有编号的盒子中选出一片镜片（或一副已装配好的眼镜）。
② 在记录表上填上镜片的编号。
③ 运用剪影移动来决定镜片是球镜、柱镜或是球－柱镜。若是柱镜与球－柱镜，找出并标记出它的主子午线。

    a. 薄厚法：球镜周边厚度一样；柱镜厚度不同，且在互相垂直的方向上有最厚和最薄的区别。

    b. 像移法：以柱面透镜的中心为轴进行旋转，通过镜面观察远处目标，并缓缓上下平移镜片时，所见目标也随之上下移动；若将镜片左右平移时，目标不动；将镜片以矢轴为轴移动时，透过透镜，所见目标将会扭曲变形。

④ 轴位判断：

    a. 操作者坐在试镜片箱工作台后面，面对中和视标（十字加圆），调整坐姿，使视标中心与眼睛在同一直线上。

    b. 以镜片几何中心为圆心，旋转镜片，通过镜片观察前方十

字视标,若视标中十字线条的虚像产生"剪刀运动"或圆形的视觉虚像产生椭圆变形,则该镜片含有柱镜成分。

c. 分别在水平和垂直两个方向移动镜片,根据移动镜片时的视觉像移的动向来确定该镜片的正、负性质:像移顺动为负镜片,像移逆动为正镜片。

d. 若待测镜片为负柱镜片,用右手捏住镜片椭圆虚像的长轴上端,左手捏住镜片椭圆虚像的长轴下端;若待测镜片为正柱镜片,用右手捏住镜片椭圆虚像的短轴右端,左手捏住镜片短轴左端,根据镜片过光心的水平基准线与捏住镜片的左右手连线方向的夹角大小,目测镜片柱镜的轴位值。

⑤ 检测:将待测镜片放置在自动焦度计上检测。若屏幕右边一栏只有"S"处出现有效屈光数值,则该镜片为球镜,如图3所示;若屏幕右边一栏"S"与"C"处都出现有效屈光数值,则该镜片为球-柱镜片,"A"处出现的数值则是该镜片的轴位,如图4所示。

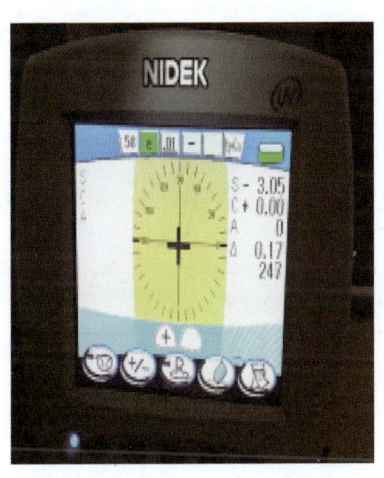

图3 自动焦度计检测结果为球镜

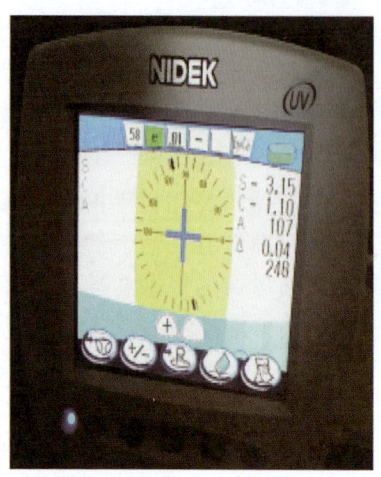

图4 自动焦度计检测结果为柱镜

四、操作记录

球柱镜片编号	像移法判断正负球柱镜	测量球柱镜顶焦度

项目三　眼用棱镜和眼镜片

【学习目标】学习关于棱镜的定义、单位、特点、计算公式；掌握棱镜合成与分解的方法；掌握眼镜片中的棱镜效应和眼镜片的移心；了解其他棱镜。

【理论要求】

知识点 1　眼用棱镜

当眼睛通过一个棱镜观察物体时，发现物体的位置有所改变。当一束白色光线从棱镜一个面射进去，再从第二个表面出来时，产生不同颜色的光谱，如图 3-1 所示，这称为光的色散。这种现象通常只可以在厚棱镜中看到，即顶角大于 20°的棱镜。普通眼镜片中的棱镜通常是薄棱镜，它们的顶角小于 15°。薄棱镜没有屈光度数，但可以与屈光度镜片结合，用于矫正视力。

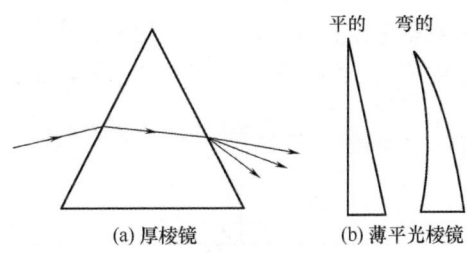

图 3-1　棱镜对光的折射

一、棱镜的特点

任何棱镜中的棱都是有两个平面相交而成的。如图 3-2 所

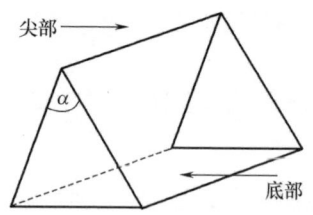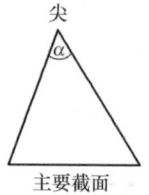

图 3-2 三棱镜及其截面图

示,一般三棱镜通常用主截面图来表示。把比较厚的部分称为棱镜的底,较薄的部分称为棱镜的顶,相对于底部所形成的角称作顶角(α)。当眼睛通过棱镜看物体 A 时,物体的像是 A′,向棱镜的顶方向偏移,如图 3-3 所示。

棱镜的光学特点如下:

① 光线从棱镜的一面进入,从另一面传出,但是偏向棱镜的底。

② 眼睛通过棱镜看物体,物体的像向顶部偏移,眼睛同时也向顶部偏转。

③ 对注视者来说,物体的外观不会发生变化,所以棱镜没有聚散度。

当人眼前有棱镜的时候,会影响人对物体的位置判断,所以正确了解眼镜的棱镜对于眼视光专业学生是非常重要的。

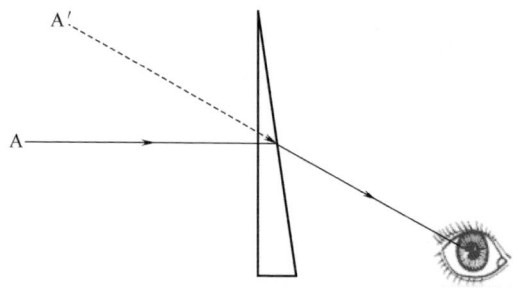

图 3-3 棱镜的光学特点

二、棱镜的底方位表示

因为棱镜有底、顶,对光线偏折的方向也有区别,所以使用棱镜时,必须要规定棱镜底的朝向。通常的情况下,都是以棱镜底的位置来表示棱镜的方向。有一些比较常见的标记法:老式英国标记法、新式英国标记法、360°标记法等。

1. 老式英国标记法

在一般情况下,棱镜的方向是四个象限中的一个,上、下、内和外。对于人眼,鼻侧为内,颞侧为外。故有:基底向内(BI)、基底向外(BO)、基底向上(BU)、基底向下(BD),如图3-4所示。

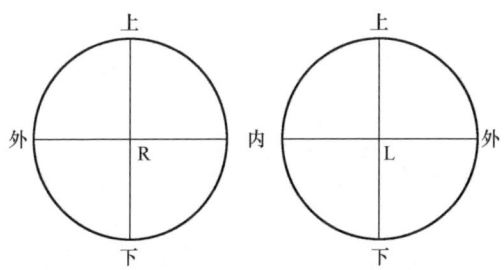

图3-4 老式英国标记法

2. 新式英国标记法

将眼睛分为上下两个部分,在上下两个部分分别标出,如图3-5所示。

3. 360°标记法

与散光轴位表示相似,即双眼都从左向右逆时针旋转360°表示基底方向,如图3-6所示。由于其对眼睛的360°方位都有明确表示,故是较常用的表示方法。需要注意的是,在水平方向上,左右眼是相反的。

最常见的是与散光镜片轴位标记一样的棱镜底朝向表示法。例如,右眼:在4^△底朝45°,就表示棱镜的底在右眼45°的方向

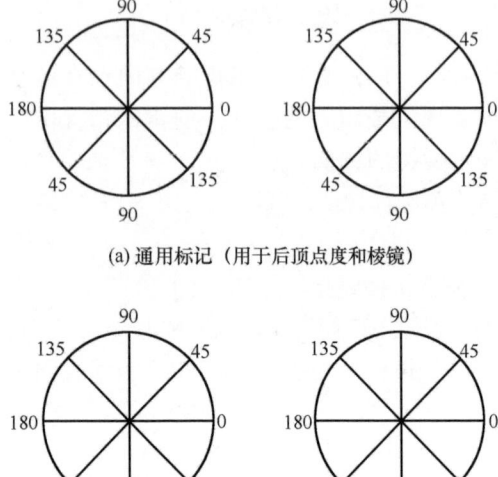

(a) 通用标记（用于后顶点度和棱镜）

(b) 棱镜底的方向

图3-5 新式英国标记法

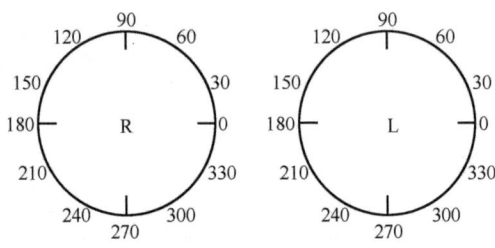

图3-6 360°标记法

上。所以配镜处方除了需要标明角度，还需要标明棱镜的底朝向。

三、棱镜的单位

1. 棱镜度

此单位系 C. F. Prentice 于 1888 年所倡导，其单位符号为 △。$1^{\triangle}$ 的棱镜是指当光线通过该棱镜时，出射光线相对入射光线方向上在 100 单位距离处，偏移 1 单位的距离，如图 3-7 所示。即在 1m 处能使光线偏移 1cm 的棱镜为 $1^\triangle$，若能偏移 3cm 即为 $3^\triangle$，偏移 1m 为 $100^\triangle$。换言之，如果某一棱镜可使出射光线相对入射光线偏折一个 θ 角，且该角的正切值为 0.01 时，该棱镜度为 $1^\triangle$。这是目前视光专业上用得较多的棱镜单位。用公式表示如下：

$$P(^\triangle) = 100\tan\theta = 100x/y$$

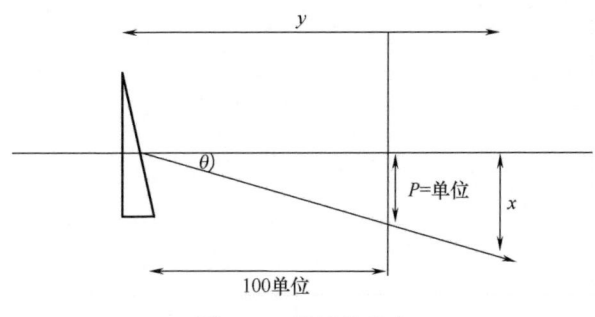

图 3-7　棱镜关系式

2. 弧度秒

一个弧度秒代表在距离棱镜 100 单位的位置，引起 1 单位的弧形偏折，弧度秒的单位用 ▽ 来表示。因此，3 个弧度秒写作 $3^\triangledown$。

四、棱镜各参数之间的关系

如图 3-8 所示，在空气中，一个折射率为 n' 的薄棱镜。折射角为 i'，与入射角 i 和棱镜引起的偏折角有关，但 $i = \alpha$，既然两个

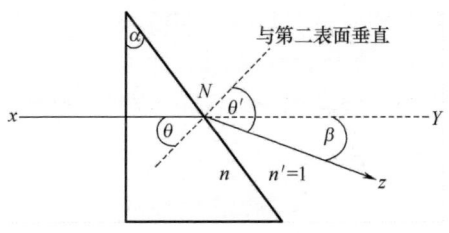

图 3-8　棱镜成像图

65

角是由两条与棱镜倾斜面垂直的线形成,所以根据 Snell 定律,在折射表面:当角度小时,$\sin i \approx i$ 和 $\sin i' \approx i'$(当 i 和 i' 用弧度来计算)。所以在空气中,$n' = 1$。下面给出了棱镜角度偏折与屈光角之间的关系。此关系受棱镜的折射率影响。

$$i' = \beta, \ i = \alpha = \theta, \ \beta = \theta' - \theta$$

如果棱镜材料的折射率为 1.523 时,由此得出,顶角、偏向角、棱镜度之间的关系:

顶角 $\alpha/(°)$	偏向角 $\theta/(°)$	棱镜度 $P/(^\triangle)$
1	0.523	0.91
1.1	0.573	1
1.91	1	1.75

五、实际运用

由于棱镜底和顶有不同的厚度,如果患者在一只眼睛上的屈光矫正需要加棱镜,那么在装配眼镜时,可以将这个棱镜度一分为二,平均分配于双眼,但是要维持相同的棱镜效果。如果不这样加工,会影响美观。将棱镜度分配于两眼的眼镜片时,一对棱镜维持相同的效应是很重要的。

知识点 2 棱镜的合成与分解

具体使用棱镜的时候,它的底朝向是水平还是垂直方向是不确定的。为了便于操作,经常用一个新的棱镜来代替两个棱镜——棱镜的合成,或者把一个棱镜分解成两个新的棱镜——棱镜的分解。

一、棱镜的合成

【例 3-1】 右眼用棱镜 $3^\triangle$ 基底 90°($3^\triangle$ B 90°)与 $4^\triangle$ 基底 0°

如何合成一等效棱镜?

解：① 计算法：如图 3-9 所示，OV 代表垂直的棱镜，OH 代表水平的棱镜，将垂直的与水平的棱镜复合，OR 是合成棱镜。

$$OR = \sqrt{OV^2 + OH^2} = \sqrt{3^2 + 4^2} = 5$$

$$\tan\phi = \frac{3}{4} = 0.75 \qquad \phi = 36.87°$$

所以 $3^\triangle$ B 90° ( ) $4^\triangle$ B 0° = $5^\triangle$ B 36.87°

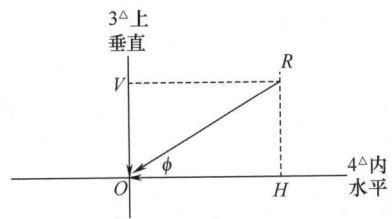

图 3-9 右眼棱镜的合成（计算法）

② 作图法：棱镜因为有大小、底朝向，所以它是个矢量。用矢量加法，先规定一单位长度（如 1cm 代表 $1^\triangle$）如图 3-10 所示，根据棱镜度的大小，在 0°及 90°方向作 $OV=3$，$OH=4$。矢量合成为 OR。量出 OR 的长度除以单位长度即为合成的棱镜度，OR 与横轴的夹角 ϕ 即为棱镜的底方向。

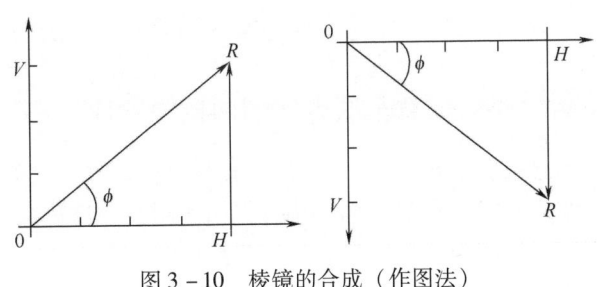

图 3-10 棱镜的合成（作图法）

测量出 $OR=5$，$\phi=37°$
所以得等效棱镜为 $5^\triangle$ B 37°。

二、棱镜的分解

上面我们已经讲到一只眼睛的水平与垂直的棱镜处方,可以被合成为一个斜向棱镜。用同样的方式,一个斜向棱镜可以被还原成两个相互成直角的棱镜。

【例3-2】右眼用棱镜$4^\triangle$基底30°($3^\triangle$B 30°),如何分解成两个棱镜?

解:① 计算法

$$OH = OR\cos\phi = 4\cos30° = 3.5^\triangle B\ 0°$$
$$OV = OR\sin\phi = 4\sin30° = 2^\triangle B\ 90°$$

② 作图法:如图3-11所示,在坐标上沿30°方向作出$OR = 5$。过R点作$RH \perp OH$,$RV \perp OV$。测量出$OH = 4.3$,$OV = 2.5$。

所以:$5^\triangle B\ 30° = 2.5^\triangle B\ 90° \smile 4.3^\triangle B\ 0°$

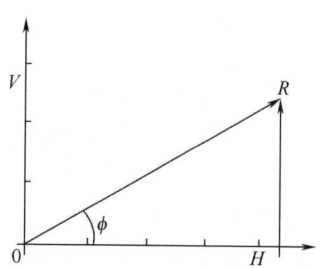

图3-11 棱镜的分解(作图法)

三、任意基底方向的两棱镜合成

棱镜的合成,它的基底不一定在水平和垂直方向。如果合成的两棱镜基底是其他任意方向,仍可以用作图法和计算法。

【例3-3】如图3-12所示,设有P基底θ_P与Q基底θ_Q两棱镜合成,求其等效棱镜。

解:① 作图法:与前面作图法相同,即按棱镜的大小与基底方向在坐标上作出矢量OP与OQ,相加后得到矢量OR。测量出

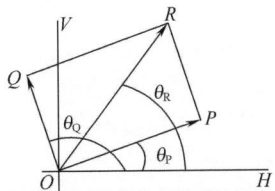

图 3-12 任意基底方向的两棱镜合成

OR 的长度及偏角 θ_R 即可得到等效棱镜度和基底方向。

② 计算法:因棱镜的基底为任意方向,所以先将 P 棱镜和 Q 棱镜分解成水平和垂直方向的两个分量,然后再合成为 R 棱镜。

即:

$$P_V = P\sin\theta_P \qquad P_H = P\cos\theta_P$$
$$Q_V = Q\sin\theta_Q \qquad Q_H = Q\cos\theta_Q$$
$$R_V = P_V + Q_V = P\sin\theta_P + Q\sin\theta_Q$$
$$R_H = P_H + Q_H = P\cos\theta_P + Q\cos\theta_Q$$
$$R = \sqrt{R_V^2 + R_H^2} \qquad \theta_R = \arctan\frac{R_V}{R_H}$$

【例 3-4】 试求 $3^\triangle$ B 210°与 $4^\triangle$ B 140°两棱镜合成的棱镜。

解:

$$P_V = 3\sin30° = +1.5$$
$$P_H = 3\cos30° = +2.598$$
$$Q_V = 4\sin140° = +2.571$$
$$Q_H = 4\cos140° = -3.064$$
$$R_V = P_V + Q_V = +1.5 + (+2.571) = 4.071$$
$$R_H = P_H + Q_H = +2.598 + (-3.064) = -0.466$$
$$R = \sqrt{R_V^2 + R_H^2} = \sqrt{4.071^2 + (-0.466)^2} = 4.096$$
$$\theta_R = \arctan\frac{R_V}{R_H} = 96.53° + 180° = 276.53°$$

结果:$3^\triangle$ B 30°( ) $4^\triangle$ B 140° = $4.096^\triangle$ B 276.53°

知识点 3 眼镜片的棱镜效果

如图 3-13 所示,通过侧视图可以看出正与负度数的镜片的球镜形状，是由无数个小棱镜组成的。从光轴到镜片的边缘，各个部分的厚度不一样，棱镜效应也逐渐增加。因此，当注视方向不经过镜片的光轴时，会出现光轴与视轴不统一，在视轴前就会产生棱镜。我们可以把镜片想象成由无数个棱镜组成，如图3-14所示，凸透镜由无数个底相连的棱镜组成，凹透镜由无数个顶相连的棱镜组成。由于凸透镜的最厚部位在透镜的光心，所以各点棱镜效果的底都朝向透镜光心。对于凹透镜来说，其最厚部位在透镜的边缘，所以各点棱镜效果的底都朝向透镜周边。

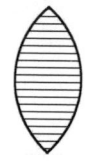 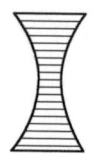

图3-13　棱镜侧面观

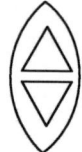 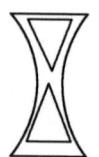

图3-14　棱镜的组合

一、透镜移心公式

透镜上任何一点的棱镜效果就是该点所具有的棱镜度，它对入射光线所产生的偏折与透镜在这一点上所产生的偏折相等。如图3-15所示，设入射点至镜片的光心距离为 C（m），与光轴平行的光线经正球面透镜 P 点后发生偏折并通过像方焦点 F'，其偏向角为 θ，则该点的棱镜度为：

$$P(\triangle) = 100\tan\theta = 100\frac{C}{f'} = 100CF$$

式中　f'——透镜的像方焦距，m

F——透镜的屈光力，m^{-1}。

如果 C 的单位为 cm，则上式可写成：

$$P = CF$$

上式又称为透镜移心公式。

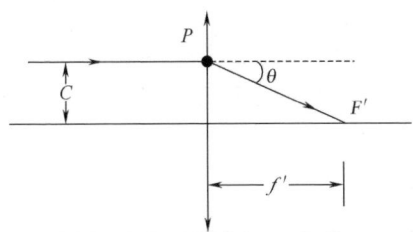

图 3-15　透镜棱镜效应关系图

二、透镜的棱镜效果

从透镜移心公式可以知道，当视轴与光轴一致的时候，就不会有棱镜效果；视轴与光轴不一致的时候就出现棱镜效果，如图 3-16 所示。而且距离相差越大，棱镜度也越大。如果两个镜片的度数相同，并且镜片的中心与瞳孔位置对应，那么眼睛注视指向镜片的光学中心外，不会有整体效应。眼睛之间的相差才是主要的问题。

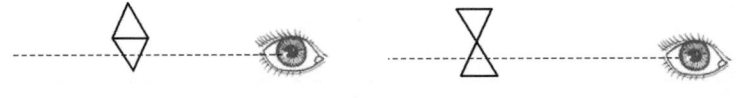

图 3-16　透镜的棱镜效果

【例 3-5】求左眼镜片 +5.00DS 在光心下方 4mm 及光心内侧 5mm 两处的棱镜效果。

解：对于 +5.00DS 透镜，光心代表棱镜底位置。

① 光心下方 4mm：

$$P = CF = 0.4 \times 5 = 2^{\triangle} B\,90°\ （底朝上）$$

② 光心内侧5mm：
$$P = CF = 0.5 \times 5 = 2.5^\triangle \text{ B } 90°\text{（底朝外）}$$

【例3-6】右眼+4.00DS镜片的光心下方8mm且偏内5mm处一点，试计算其垂直、水平和合成棱镜效果。

解：垂直棱镜效果 $P_V = C_V F = 0.8 \times 4 = 3.2^\triangle$ B 90°（底朝上）

水平棱镜效果 $P_H = C_H F = 0.5 \times 4 = 2^\triangle$ B 180°（底朝外）

合成棱镜效果 $P = \sqrt{P_V^2 + P_H^2} = \sqrt{3.2^2 + 2^2} = 3.77^\triangle$

基底的方向为 $90° + \arctan\dfrac{5}{8} = 122°$

所以该点的棱镜效果为：$3.77^\triangle$ B 122°（底朝外上方）。

三、球面透镜的移心

在配镜的时候，经常需要在视轴前产生一个棱镜效果，必须使镜片从原来的镜片光学中心进行移位，这个过程称为透镜移心。但在应用时要注意，正球面镜移心的方向与所需的棱镜底方向相同，负球面镜移心的方向与所需的棱镜底方向相反。

【例3-7】要使左眼透镜-5.00DS在视轴处产生$1^\triangle$底朝下和$2^\triangle$底朝内的棱镜效果，求移心量和方向。

解：① $1^\triangle$底朝下：

$C = \dfrac{P}{F} = \dfrac{1}{5} = 0.20$（cm），因是负球镜，向上移2.0mm

② $2^\triangle$底朝内：

$C = \dfrac{P}{F} = \dfrac{2}{5} = 0.40$（cm），因是负球镜，向外移4.0mm

【例3-8】要使左眼镜片-4.00DS在视轴处产生$1^\triangle$ B 90°和$0.5^\triangle$ B 0°的棱镜效果，求移心量和方向。

解：要产生$1^\triangle$底朝上，则 $C_V = \dfrac{P}{F} = \dfrac{1}{4} = 2.5$（mm）（下移）

要产生$0.5^\triangle$底朝外，则 $C_H = \dfrac{P}{F} = \dfrac{0.5}{4} = 1.25$（mm）（内移）

将两移心合成，$C = \sqrt{C_V^2 + C_H^2} = \sqrt{2.5^2 + 1.25^2} = 2.8$（mm）

移心方向为：$180° + \arctan \dfrac{2.5}{1.25} = 180° + 63.43° = 243.43°$

即：向 243.43°方向移动 2.8mm。

四、柱面透镜的棱镜效果与移心

在柱面透镜的轴方向上没有屈光力，故无棱镜度；但在与轴垂直的方向上有屈光力，所以在屈光力方向上有棱镜度存在，也就会产生棱镜效果。因柱面镜的屈光力在与轴垂直的方向上，故柱面镜棱镜效果的基底方向也在与轴垂直的方向上，即柱面镜轴向 ±90°。

【例 3 – 9】计算左眼镜片 +4.00DC ×90°在光心内侧 5mm 处的棱镜效果。

解： $P = 0.5 × 4 = 2^\triangle$ B 0°

【例 3 – 10】计算左眼镜片 +3.50DC ×180°在光心上方 4mm 处的棱镜效果。

解： $P = 0.4 × 3.5 = 1.4^\triangle$ B 270°

如果柱面透镜需要移心来获得棱镜效果，也可以通过柱面镜的移心得到所需要的棱镜效果，但是必须在屈光力方向上进行移心。求解的方法与球镜类似。

五、球柱面镜的棱镜效果与移心

根据前面所学，球柱面透镜可以看成是球面镜 + 柱面镜，也可以看成柱面镜 + 柱面镜。所以，球柱面镜的棱镜效果也可看作是球面镜与柱面镜棱镜效果的叠加或相应两正交柱面镜棱镜效果的叠加。因此，应用前面的知识就可以求出球柱面镜的棱镜效果。

【例 3 – 11】试求右眼镜片 +4.00DS（ ）+2.00DC ×90 在光心上方 5mm 及光心偏内 5mm 处的棱镜效果。

解：① 先将透镜看成球面镜 + 柱面镜：

球面镜　　$C_V = 0.5$cm　　　$C_H = 0.5$cm　　　$F_S = +4.00$

所以　　$P_{V_1} = C_V F_S = 0.5 \times 4 = 2^\triangle$ B 270°

　　　　$P_{H_1} = C_H F_S = 0.5 \times 4 = 2^\triangle$ B 180°

柱面镜　　$C_V = 0.5$cm　　　$C_H = 0.5$cm　　　$F_C = +2.00$

所以　　$P_{V_2} = 0$　（轴向）

　　　　$P_{H_2} = C_H F_C = 0.5 \times 2 = 1^\triangle$ B 180°

球面镜 + 柱面镜　　$P_V = P_{V_1} + P_{V_2} = 2^\triangle$ B 270°

　　　　　　　　$P_H = P_{H_1} + P_{H_2} = 3^\triangle$ B 180°

结果，在光心上方 5mm 处的棱镜效果为 $1^\triangle$ B 270°；在光心偏内 5mm 处的棱镜效果为 $2^\triangle$ B 180°。

② 也可将透镜看成柱面镜 + 柱面镜：

将处方变换为 $+6.00$DC $\times 90$ $\bigcirc$ $+4.00$DC $\times 180$

对于 $+6.00$DC $\times 90$

有 $P_{V_1} = 0$（轴向）　　　$P_{H_1} = C_V F = 0.5 \times 6 = 3^\triangle$ B180°

对于 $+4.00$DC $\times 180$

有 $P_{V_2} = C_V F = 0.5 \times 4 = 2^\triangle$ B 270°　　$P_{H_2} = 0$（轴向）

所以　$P_V = P_{V_1} + P_{V_2} = 2^\triangle$ B 270°

　　　$P_H = P_{H_1} + P_{H_2} = 3^\triangle$ B180°

可见，以上两种方法的结果相同。

【例 3-12】将右眼镜片 -2.00DS $\bigcirc$ $+3.00$DC $\times 180$ 的光心向 30°方向移心 6mm，求视轴处的棱镜效果。

解：$C_V = 6\sin 30° = 3$（mm）　　　$C_H = 6\cos 30° = 5.2$（mm）

　　$F_V = +1.00$　　　　　　　　　$F_H = -2.00$

所以　$P_V = C_V F_V = 0.3 \times 1 = 0.3^\triangle$ B 90°

　　　$P_H = C_H F_H = 0.52 \times 2 = 1.04^\triangle$ B 180°

视轴处的棱镜效果

$$P = \sqrt{P_V^2 + P_H^2} = \sqrt{0.3^2 + 1.04^2} = 1.08^\triangle$$

基底方向为　　$90° + \arctan \dfrac{1.04}{0.3} = 164°$

结果，视轴处的棱镜效果　$P = 1.08^\triangle$ B 164°

如果球柱面镜想通过移心得到需要的棱镜效果，与前面的过程正好相反。在实际应用中，经常为要得到某一棱镜效果而计算移心量及移心方向。

知识点 4　镜片中的棱镜

一、削薄式棱镜

削薄式镜片，通常被称为控制棱镜镜片，它只有在镜片的一部分区域内磨制棱镜。一般底朝下的棱镜是在镜片底部磨制的，从子片（在一个镜片有两个区域，用于近视的比较小的区域叫子片）的上部磨制至下部。这是为了抵销屈光参差患者在近用视点产生的垂直方向的差异棱镜效应（DPE）。如图 3 - 17 所示，底朝下棱镜的削薄式双光镜，是从平顶子片顶端磨制的。这就造成了一条横过镜片的"折缝"，同时镜片的底部明显要比顶部厚。

磨制镜片中的底朝下棱镜，可以用镜片测度表测量，握住镜片测度表，将它的三个支撑点置于垂直子午线，中心支撑点置于折缝上。镜片测度表上的度数与远用度数（指人眼视远时所需要的度数）的差异，就是在镜片下半部中磨制的棱镜效应。相同的效果可以由其他方式来实现，包括福兰克林式双光镜。我们将在后面章节详细地介绍这些方法。

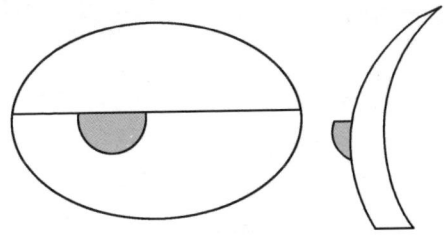

图 3 - 17　削薄式棱镜

二、菲涅耳棱镜

菲涅耳棱镜是指具有小的平行棱镜的树脂镜片。这些小而平行的棱镜形成了树脂镜片上所看到的条纹，如图 3-18 所示。可以将这张树脂镜片放在眼镜片的表面来达到所需的棱镜度。由于是一系列的小棱镜，它们要比相同度数的棱镜薄。因为小棱镜较便宜，所以当需要高棱镜度时，经常会用它们来做试验。菲涅耳镜片依据的原理与菲涅耳棱镜相同。既然镜片原本就是由无数的、越向镜片周边棱镜度数越高的棱镜组成，那么一组越向镜片周边度数越高的棱镜，可以得到相同的效果。不像菲涅耳棱镜，菲涅耳镜片有同心环，当然同时棱镜度也不同。

菲涅耳正镜的通常用途是放大镜，较大的菲涅耳正镜也可以在胶片投影仪中找到，超大的也出现在灯塔里（这是它们最初的功能）。在一些大篷货车后窗上常可以看到菲涅耳负镜，它使司机有更宽阔的视野。

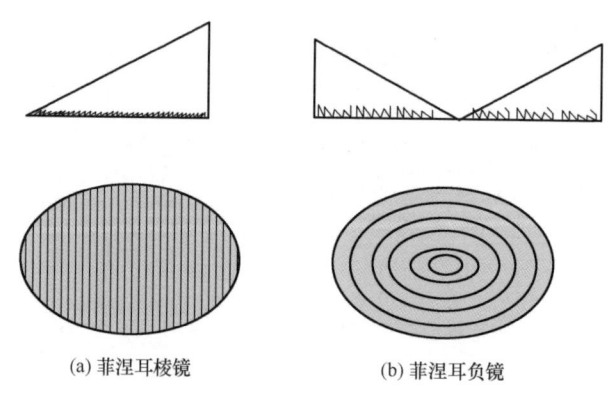

(a) 菲涅耳棱镜　　(b) 菲涅耳负镜

图 3-18　菲涅耳棱镜

思考题

1. 棱镜度的定义是什么？

2. 棱镜的特点是什么?
3. 棱镜底朝向表示方法有哪些?
4. 棱镜的合成与分解是如何计算的?
5. 什么是透镜的移心?如何进行移心达到目的?

【实训项目 5】棱镜的测量与检测

一、目标

① 能运用自动焦度计测定棱镜片的棱镜度。
② 能运用自动焦度计测定棱镜片的基底方向。

二、工具

带有编号的棱镜镜片若干、自动焦度计。

三、步骤

① 学生按各自的实训小组组织在一起,领取已经准备好的棱镜片和自动焦度计。

② 将棱镜镜片放置在自动焦度计侧帽处,使镜片的光学中心对准屏幕十字线。

③ 通过屏幕右边一栏中的"△"显示的数值表示的是该镜片的棱镜度,"△"下一行显示的数值是该镜片的基底方向(图5)。

④ 请用同样的方法来测量剩余镜片的棱镜度和基底方向。

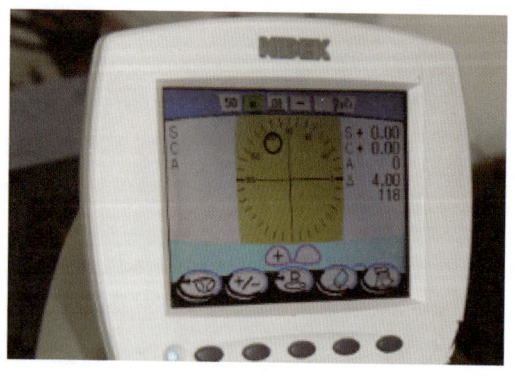

图 5　自动焦度计测量镜片的棱镜度和基底方向

四、操作记录

棱镜镜片编号	棱镜度	基底方向

项目四　眼镜架的测量

【学习目标】　学习眼镜架的不同结构和分类；掌握两种不同的测量法；了解国家标准中眼镜架的测量要求。

【理论要求】

知识点1　眼镜架的测量

以前配戴眼镜主要还是为了矫正视力，很少关心眼镜材料、配饰美学等方面的问题。大部分的眼镜镜架材料也是以普通塑料、金属为主，目前眼镜镜片以树脂为主。随着科技的发展，眼睛接受信息的量越来越大，眼镜起着越来越重要的作用，对眼镜的要求也日益提高。现在，眼镜除了矫正视力之外，还用于眼保健、防护、美容、修饰等，追求舒适、美观、时尚和个性化已成为潮流。新材料、新技术产生，应用于眼镜，出现了不同的镜片设计、不同的镜片镜架材料和不同的眼镜款式。高科技加工手段已逐渐替代传统的手工操作方法，使得眼镜加工和检测实现了数据化、规范化、自动化。眼镜行业对于从业人员也提出了更高的要求，配发一副合格的眼镜需要结合眼科学、眼屈光学、眼镜光学、验光学、双眼视功能、眼镜加工学、商品材料学及美学等相关知识。

一、镜架的结构和款式

1. 镜架的结构

眼镜架主要是由镜圈、鼻梁、镜腿三部分构成，不同类型的镜架还有眉毛、尼龙拉丝、鼻托、桩头、铰链、螺丝、螺母、螺帽、垫圈及脚套等辅助零件，如图4-1所示。

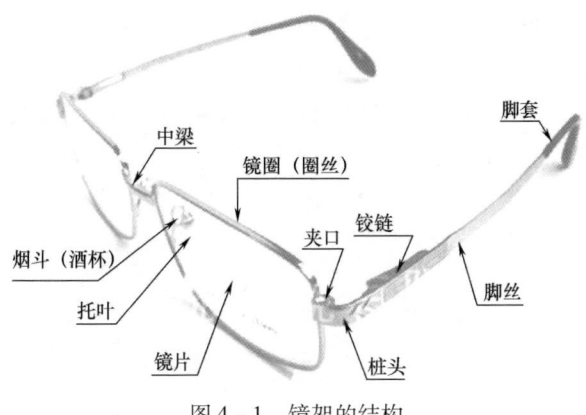

图4-1 镜架的结构

2. 眼镜款式

按款式可以大致分为全框架、半框架、无框架。

（1）全框架 有完整框缘的镜架即为全框架，如图4-2所示。其中在金属框缘的上端镶塑料帽及其他非金属材料的眼镜架称眉毛镜架。

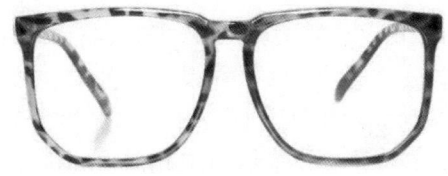

图4-2 全框架

（2）半框架 这类镜架用一条很细的尼龙丝作为部分框缘，如图4-3所示。制作此类眼镜需在磨平后的镜片边缘上开槽，将镜架的尼龙丝线镶入镜片槽内，以固定镜片。

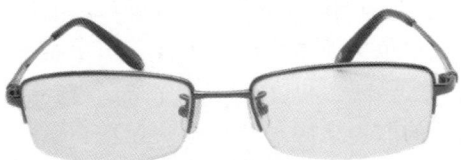

图4-3 半框架

（3）无框架　这类镜架分为一体式和零件式。一体式由横梁连接鼻梁和镜腿成为一体。磨边成型后在镜片两侧边缘打通孔，用螺丝固定在镜架上；零件式的没有横梁，只有鼻梁和镜腿。加工时在镜片的相关位置上打孔，用螺丝或其他方式将镜片与鼻梁及镜腿固定在一起，如图4-4所示。

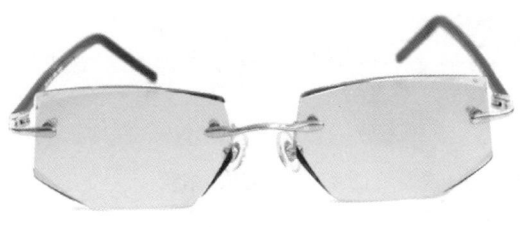

图4-4　无框架

二、眼镜架规格尺寸的测量和标记

1. 测量镜架

目前，最常见的镜架测量和规格系统有两大类：基准线法（较早期）和方框法（较普遍）。虽然两种测量法都同样有效，但是我们一定要区分这两种方法。如果使用其中一种方法计算中心量，而又用另一种方法来测量样片，就可能使加工参数不准确。在配镜时，需要测量镜架，根据镜架几何中心距来保证镜片可以准确地装配到镜架里。

（1）基准线法　大多数的镜片制造商已经取消使用基准线法，代替它的是获得国际标准化组织认可的方框法。虽然基准线法曾经是最受欢迎的镜架测量法，现今却受到国际标准化组织（ISO）的反对。但是，在一些非国际标准化组织成员国家的镜架制造商和许多技术员仍然采用这种方法。由于基准线法简易，所以在一些验光师、验配者和技术员中仍然是深受欢迎的。

这种测量法的前提来源于基准线。在左右镜圈内缘或左右镜片外缘的最高点和最低点画两条水平切线，这一对切线中的水平平分线称为基准线。基准线与镜框内缘同一只眼鼻颞侧的交接点之间的距离就是眼镜框水平尺寸，左右眼鼻侧镜框内缘交接点之间的距离就是鼻梁的尺寸。两个镜框中心点的水平距离就是镜架几何中心水平距离，如图4-5所示。基准线法是在眼圈和鼻梁尺寸之间利用一个短线来表述镜架尺寸。例如，镜框尺寸54mm，鼻梁尺寸18mm，表示为54－18。

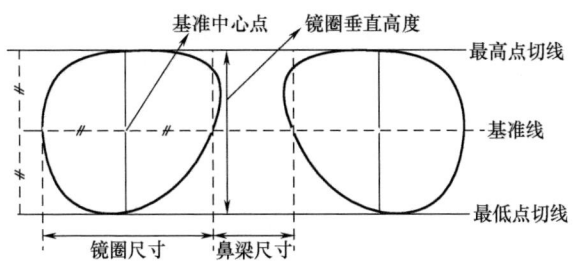

图4-5 基准线法示意图

（2）方框法 大多数的镜架制造商认为方框法是在基准线法的基础上加以改进的测量法。国际标准化组织和大部分的镜架制造商都采用方框法。很多加工设备也采用方框法来确定镜片中心高度。值得注意的是，方框法的尺寸与基准线法的尺寸是不一样的。

方框法是沿镜框内缘或镜片边缘各作两条垂直的和两条水平的平行切线，形成一个外切矩形，如图4-6所示。单个镜框的尺寸等于单个方框的宽度，也称为 A 尺寸。鼻梁尺寸 c 是两方状体之间的距离，即等于两镜片间最短的距离。两个方框中心点的距离 m 就是镜架几何中心水平距离。方框法在眼圈和鼻梁尺寸之间利用一个方格的符号来引述镜架尺寸。例如，镜框尺寸56mm，鼻梁尺寸12mm，表示为56□12。

2. 镜架几何中心水平距离

镜架几何中心水平距离是配装加工移心的重要参数之一，它与瞳距一样重要。

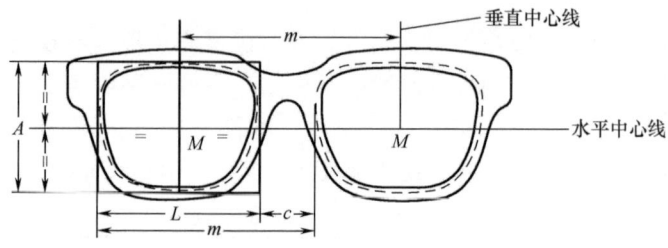

图 4-6 方框法示意图
M—镜架中心　m—镜架几何中心水平距离　L—镜框宽度　c—鼻梁宽度

(1) 镜架几何中心水平距离的测量方法

① 检查者右（左）手拿着镜架的右眼镜圈，左（右）手拇指和食指拿着瞳距尺，并将镜架置于眼前 33cm 或 40cm 左右的位置。

② 以镜圈水平中心线为基准，瞳距尺水平放置在镜圈的水平中心线上，从右眼镜圈鼻梁的内缘处开始测到左眼镜圈颞侧的内缘处。读出其数值，即为镜架几何中心水平距离。注意：在读数据的时候，眼睛的视线一定要与瞳距尺的刻度对齐。

(2) 镜架几何中心水平距离的计算方法

镜架几何中心水平距离可按下面公式计算：

$$m = L + c \tag{4-1}$$

式中　L——镜框宽度

　　　c——鼻梁尺寸

由此，当已知镜框宽度和鼻梁尺寸时，就不难算出镜架几何中心水平距离。镜框宽度和鼻梁尺寸可通过标记在镜腿上的规格尺寸而知。例如：镜腿内侧标有 56 口 14-140 的标记，则镜架几何中心水平距离为 70mm。

三、计算最小毛坯直径

眼镜片的最小毛坯直径（MBS）又被称为最小未割片直径，可从已知配戴者的瞳距、镜架的方框测量的尺寸和有效直径中计算获得，如图4-7所示。有效直径（ED）等于方框法的几何中心到镜片边缘的最长半径的两倍，如图4-8所示。有效直径并不是"最长对角线"或者"最长轴线"。最长对角线和最长轴线等名称经常在计算中错用。

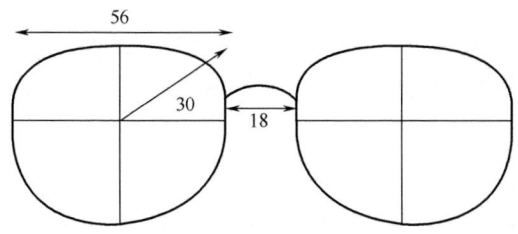

图4-7　最小毛坯直径示意图

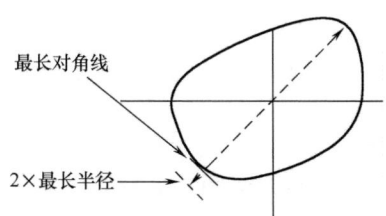

图4-8　透镜的有效直径

【例4-1】

镜架尺寸　　56□18

有效直径（ED）　　60mm

鼻梁尺寸　　18mm

镜架"瞳距"　　56+18=74（mm）

配镜者瞳距　　66mm

单眼镜片移心量　$\dfrac{74-66}{2}=4$（mm）

最小毛坯直径　60+2×4=68（mm）

因此，要获得66mm的瞳距，应该使用一块直径68mm的镜片毛坯。

知识点 2　镜架的其他尺寸

① 镜架宽度：镜腿上与耳朵顶点接触的部位称为耳上点，两侧镜腿耳上点之间的距离称为镜架宽度。

② 颞距：镜圈平面后 25mm 处镜腿间的距离。

③ 镜眼距：镜片的后顶点与角膜前顶点间的距离，一般为 12mm。

④ 镜面角：左右镜片平面所夹的角，一般为 170°~180°。

⑤ 外张角：镜腿完全外展时，两铰链轴线连接线与镜腿之间的夹角，一般为 90°~95°。

⑥ 前倾角：镜圈平面与水平面的垂线之间的夹角，也称倾斜角，一般为 8°~15°。

⑦ 身腿倾斜角：每侧镜腿与镜片平面法线的夹角，也称接头角。

前倾角是视线与光学中心重合的保证，一般不变动，且左右镜片前倾角一致。身腿倾斜角则是前倾角恒定的保证，然而当耳位过高、过低时则需加以调整，左右耳位高度不等时左右身腿倾斜角也不相等。

⑧ 镜腿弯点长：镜腿铰链中心到耳上点的距离。

a. 垂长：耳上点至镜腿尾端的距离。

b. 垂俯角：垂长部的镜腿与镜腿延长线之间的夹角。

c. 垂内角：经过垂长部镜腿的垂面与经过镜腿延长线的垂面所成的夹角。

⑨ 鼻托的前角、斜角、顶角：

a. 前角：正视时，鼻托长轴与水平面垂线的夹角，一般为 20°~35°。

b. 斜角：俯视时，鼻托平面与镜圈平面法线的夹角，一般为 35°。

c. 顶角：侧视时，鼻托长轴与镜圈背平面的夹角，一般为

$10° \sim 15°$。

思考题

1. 方框法和基准线法有什么区别？两种方法测量的结果有哪些不同？

2. 一框架在镜腿内侧标识为：48□22 – 130 Titan – C，试解释其含义。

3. 一框架在镜腿标识为：52□22 – 140 GF1/10 18K，试解释其含义。

4. 顾客配镜处方为：

R：+0.50DS，L：+1.00DS，瞳距 PD = 68mm，选择的镜片为折射率 n = 1.50 的树脂镜片，在为其选择镜架时应注意些什么？

5. 顾客配镜处方为：

R：–1.00DS，L：–1.50DS，瞳距 PD = 60mm，选择镜片为折射率 n = 1.50 的树脂镜片，在为其选择镜架时应注意些什么？

6. 顾客配镜处方为：

R：–8.50DS/–1.50DC × 10，L：–8.00DS/–1.0DC × 170，瞳距 PD = 58mm，选择的镜片为折射率 n = 1.56 的树脂镜片，在为其选择镜架时应注意些什么？

7. 顾客配镜处方为：

R：–6.50DS/–5.0DC × 180，L：–6.00DS/–1.0DC × 180，add（阅读附加）+3.00，瞳距 PD = 58mm，选择的镜片为高折射率 n = 1.60 双光树脂片，在为其选择镜架时应注意些什么？

【实训项目6】镜架的测量

一、目标

掌握用方框法与基准线法测量镜架的尺寸。

二、工具

带有编号的全框镜架若干副、白纸、尺子、黑色水笔。

三、步骤

① 从几个有编号的盒子中选出一副镜架。
② 在操作记录表上填上镜架的编号。
③ 使用方框法来测量镜框：在左右镜圈的内缘或镜片的外缘（虚线部分），分别画两个外切矩形（虚线部分）。一个外切矩形的长度代表镜圈尺寸（a）；两个外切矩形间的距离代表鼻梁尺寸（b）；外切矩形的高度（d）为镜架的高度；两个外切矩形的中心距离叫镜架的中心距离（c），如图6所示。

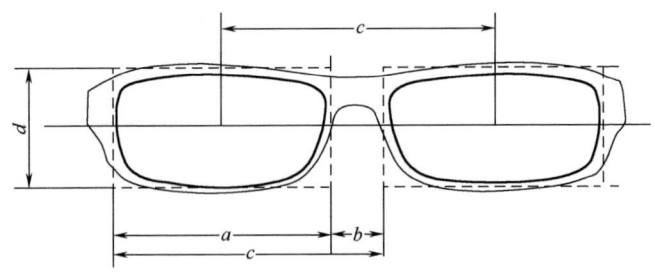

图6 用方框法对镜架进行测量

④ 使用基准线法来测量镜框：通过在左右镜圈的内缘或镜片的外缘的最高点和最低点分别作水平切线及其平分线，镜圈内缘鼻侧与颞侧间基准线的长度代表镜圈尺寸（a）；左右镜圈鼻侧内

缘间的距离代表鼻梁尺寸（b）；左右镜圈内缘鼻侧与颞侧间基准线的长度的重点间的距离为镜架中心距（c），如图7所示。

⑤ 请用同样的方法完成剩余的镜架测量。

⑥ 讨论所得结果及想一想两种测量法有差异的原因。

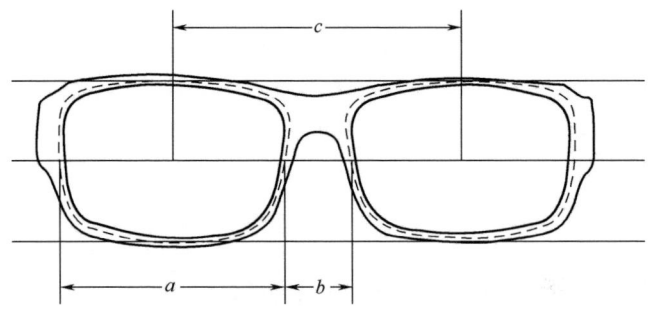

图7　用基准线法对镜架进行测量

四、操作记录

镜架编号	方框法测量	基线法测量

项目五　瞳距的测量和眼镜片移心

【学习目标】学习关于瞳距尺、瞳距仪测量不同瞳距的方法；掌握不同瞳距的定义和意义；掌握各种测量的方法；掌握镜眼距的测量方法；掌握镜片移心的大小和方向。

【理论要求】

知识点1　瞳距的测量

前面介绍过，透镜可以认为是由很多三棱镜的基底或者顶相接组成的，当视轴没有通过眼镜片的光学中心时就会产生一定的棱镜效应。这种棱镜效应有时会影响人眼眼外肌的受力。为了避免这种棱镜效应，在眼镜加工过程中应使镜片光学中心与戴镜者两眼视线对齐。实际上，人眼的瞳距是不会变化的，只能通过移动眼镜片的光学中心使其与眼睛的视线对齐。

左右两眼中心点之间的水平距离就是瞳距。根据眼睛观察目标的距离来分，有远用瞳距（FPD）和近用瞳距（NPD）两种；根据眼睛使用方式，可以分单眼瞳距和双眼瞳距。

远用瞳距：是指当两眼视线呈正视或平行状态时两眼瞳孔中心间的距离，即看远处时的瞳孔距离。一般用"PD"来表示，其单位为mm。在配镜时，一般根据这个瞳距来进行移心。

近用瞳距：通常是指当眼睛注视眼前的书本阅读或近距离工作时的瞳孔距离。近工作距离根据不同的目的而有所区别，比如看书的距离一般是33cm，看电脑屏幕一般是50cm等。

双眼瞳距：双眼瞳距是指双瞳孔中心之间的距离。

单眼瞳距：单眼瞳距是指分别从右眼或左眼的瞳孔中心到鼻

梁中心线之间的距离。

瞳距的数据是非常重要的一部分，它可以通过不同的方法来测量，有不同的精确度。以下几种方法被认为是测量瞳距时最一致并且精确的方法。

① 瞳距尺测量法（视轴或瞳孔中心），如图 5-1 所示。

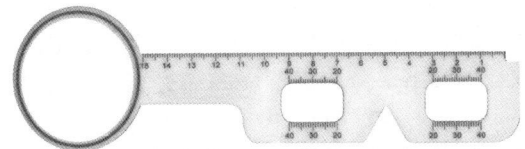

图 5-1　瞳距尺

② 瞳距仪测量法（视轴），如图 5-2 所示。

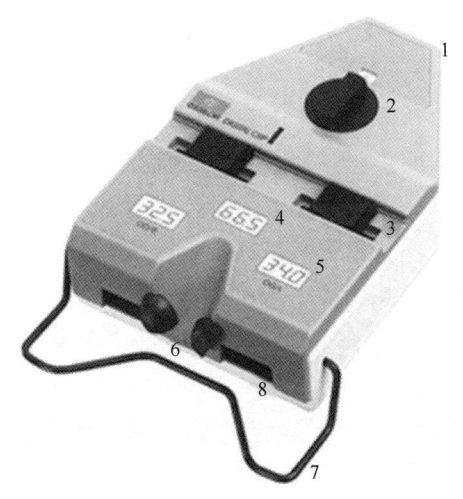

图 5-2　瞳距仪

1—检查者视窗　2—注释距离调整　3—瞳距调整　4—双眼瞳距显示窗
5—单眼瞳距显示窗　6—鼻梁位置　7—额靠　8—视窗

③ 衬片标记法。

对于某些镜片种类，也需要测量近用光心距离，可以用以上

91

任何一种仪器测量或通过计算得出。

一、瞳距尺测量瞳距

1. 远用瞳距的测量

（1）测量方法　使两眼处于第一眼位的状态下，通常采用下述方法进行测量，如图5-3所示。

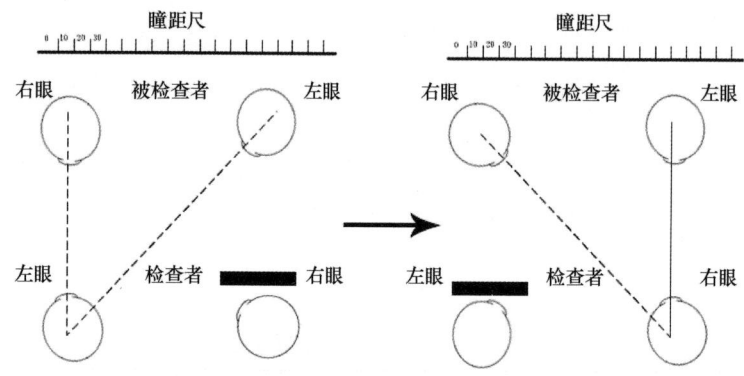

图5-3 远用瞳距测量示意图

① 从右眼瞳孔中心点到左眼瞳孔中心点之间的距离，或从左眼瞳孔中心点到右眼瞳孔中心点的距离。

② 从右眼瞳孔的颞侧缘到左眼瞳孔的鼻侧缘之间的距离，或从右眼瞳孔的鼻侧缘到左眼瞳孔的颞侧缘之间的距离，叫瞳孔缘法。

③ 从右眼角膜的颞侧缘到左眼角膜的鼻侧缘之间的距离，或从右眼角膜的鼻侧缘到左眼角膜的颞侧缘之间的距离，叫角膜缘法。

（2）测量步骤

① 检查者与被检查者相隔33~50cm的距离相对而坐，并保持两人双眼视线在同一高度上。

② 检查者用右（左）手的拇指和食指拿着瞳距尺，其余手指

轻轻靠在被检查者的脸颊上，然后将瞳距尺放置在鼻梁最低点处，并顺着鼻梁的角度倾斜。

③ 检查者闭上右（左）眼，令被检查者注视其左眼，并用左（右）眼将瞳距尺的"0"对准被检查者的右（左）眼瞳孔中心点。

④ 检查者睁开右（左）眼，再闭上左（右）眼，令被检查者注视其右（左）眼，并用右（左）眼准确读取瞳距尺在被检查者左（右）眼瞳孔中心点上的数值。

⑤ 重复测量三次，取其平均值即为被检查者的远用瞳距。

一般情况下，瞳孔中心点比较难以定位，所以要选择笔式手电筒对准被检查者的眼部，利用角膜上的反光来作为测量参考点。如果不用瞳孔中心点作为测量参考点，也可以瞳孔缘或角膜缘作为测量参考点，具体操作见瞳孔缘法和角膜缘法。

2. 近用瞳距的测量

① 检查者与被检查者相隔 33～50cm 的距离相对而坐，并保持两人双眼视线在同一高度上。

② 检查者用右（左）手的拇指和食指拿着瞳距尺，其余手指轻轻靠在被检查者的脸颊上，然后将瞳距尺放置在鼻梁最低点处，并顺着鼻梁的角度倾斜。

③ 被检者注视点为检查者的任意一只眼，其他同远用瞳距测量一致。

④ 重复测量三次，取其平均值为被检查者的近用瞳距。

3. 单眼瞳距的测量

① 检查者与被检查者相隔 33～50cm 的距离相对而坐，并保持两人双眼视线在同一高度上。

② 检查者用右（左）手的拇指和食指拿着瞳距尺，其余手指轻轻靠在被检查者的脸颊上，然后将瞳距尺放置在鼻梁最低点处，并顺着鼻梁的角度倾斜。检查者用左（右）手拿着笔式手电筒，正对被检者的右（左）眼。

③ 检查者闭上右（左）眼，被检者的目光注视笔式手电筒，

将瞳距尺的"0"对准被检查者的鼻梁中线,检查者用左(右)眼观察被检者右(左)眼上的角膜反光点,所对应的数值就是右(左)眼单眼瞳距。

有专门为测量单眼瞳距设计的瞳距尺。它们的特征是有一个可以使它被搁置在被检者的鼻梁上的槽口。一般在这种情况下,选用可以直接测量左右眼单眼瞳距的瞳距尺。

④ 同样的方法测量左眼的单眼瞳距。

⑤ 反复测量三次,取其平均值为被检查者的单眼瞳距。

二、瞳距仪测量瞳距

1. 单侧瞳距的测定

测量中线是指与两眼水平线垂直的鼻梁中线,即通过鼻子中点的直立线。测单侧瞳距时将尺的一端对准一只眼睛的瞳孔中心测至中线,然后两单侧瞳距相加即求出总瞳距值。

2. 瞳距仪测定瞳距

(1) 操作步骤

① 首先根据测量远用瞳距或近用瞳距的要求,将注视距离键调整到注视距离数值∞ 或 30cm 标记▲位置上。

② 打开电源开关。

③ 将瞳距仪的额头部和鼻梁部轻轻放置在被检查者的前额和鼻梁处。

④ 嘱被检查者注视仪器里面绿色光亮视标。

⑤ 验光员通过观察窗,可观察到被检查眼瞳孔上的反射亮点,然后分别移动 RIGH(右眼)PD 可调键和 LEFT(左眼)PD 可调键,使 PD 指针与反射亮点对齐。

⑥ 读取瞳距仪上面液晶体所表示的数值。即 R 数值表示从鼻梁中心至右眼瞳孔中心之间的距离,代表右眼瞳距。L 数值表示从鼻梁中心至左眼瞳孔中心之间的距离,代表左眼瞳距。中间部所表示的数值代表两眼瞳孔之间的距离,即两眼瞳距,单位为 mm。

⑦ 测量单眼瞳距时，如斜视眼等可调节仪器下部的遮盖板键，将一眼遮盖后可测得单眼瞳距。

⑧ 利用本仪器的视度切换键，可戴用多焦点眼镜进行操作，即用远用部观察瞳孔，用近用部读取 PD 数值。

⑨ 利用本仪器，切换 PD/VD 键，可测得角膜间的距离。

（2）仪器使用注意事项

① 观察窗口或测量窗口处，勿用手指触摸或堆积污垢。清洁时需用镜头纸及少许酒精液轻轻擦干净。

② 数值显示部采用液晶体显示，避免受外力压迫，以免损坏。

三、测量注意事项

① 检查者与被检查者间相互位置应保持平视。

② 直尺必须放在眼镜的平面位置上。

③ 两瞳孔大小相等，位置对称，瞳距测量可以从右瞳内缘至左瞳外缘；或右瞳外缘至左瞳内缘；也可以从右瞳孔中心至左瞳孔中心。

④ 两瞳孔大小不等，可分别测量从右瞳内缘（外缘）至左瞳的外缘（内缘）距离，然后取两次读数的平均值。

⑤ 两眼位置不对称，如斜视等使眼睛位置"不正"，可从一眼内眦角测至另一眼外眦角；也可用单眼遮盖法，使两眼分别正视前方，然后测量瞳距。

⑥ 鼻梁偏离脸部中线者，配镜时应分别按一侧的单侧瞳距值确定该侧的镜片光心位置。

⑦ 视远瞳距应用直尺法测定会有视差，而改进后被检查者右（左）眼视轴与检查者左（右）眼视轴重合，故使视差大为减少。但检查者本人瞳距的大小仍使结果有细微误差。

⑧ 近用瞳距的确定与被检查者工作性质、工作距离有关。

知识点 2　镜眼距的测量

在眼镜装配过程，镜眼距也是比较重要的尺寸。不同的镜眼距会影响人们对实际屈光度的要求。用瞳距尺测量镜眼距有以下两种方法：

① 检查者用右手拿着瞳距尺靠住顾客的颞侧，与被检查者第一眼位时的视轴平行，将瞳距尺的"0"刻度置于眼镜片的后顶点（如果镜架有突出的镜腿或厚镜框，这可能会有点困难），读出角膜前极与瞳距尺相切的刻度，即为镜眼距。前提是该眼镜是经过整形后符合被检查者配戴的。

② 检查者用右手握住垂直的瞳距尺，让它在镜片前方与镜圈的上部及下部成切线。将一把与瞳距尺垂直的细尺推向闭着的眼睛，直到尺子碰到闭着的眼睑。用瞳距尺作为标记，测量这一距离。必须要考虑到闭着的眼睑以及不同镜架的前部、不同镜片的后顶点所引起的变化。

随着科技的发展，目前市面上已经出现了镜眼距的自动测量仪。这样会减少人工测量的误差，但是自动测量仪价格较高，还没有广泛使用。

知识点 3　眼镜的移心

目前市场上的眼镜架几何水平中心距离与人眼的瞳距基本上是不一致的。为了不使人眼在视轴上产生棱镜效果，在配装加工眼镜时，需要移动镜片光学中心位置，使其位于镜架几何中心以外与瞳孔相对应的位置上，这一过程称为移心。因为人眼与镜架的尺寸有很多不一致，所以移心有水平移心和垂直移心两种。以镜架几何中心为基准，镜片光学中心沿水平中心线向鼻侧或颞侧移动光心的过程，称为水平移心。以镜架几何中心为基准，镜片光学中心沿垂直中心线向上或向下移动光心的过程，称为垂直移心。

一、水平移心量的计算方法

水平移心量可以根据下面公式计算:

$$水平移心量 = \frac{镜架几何中心水平距离 - 瞳距}{2}$$

通过镜架几何中心水平距离与瞳距离大小比较,就能知道移心的方向:

水平移心量 > 0,光学中心向鼻侧移动。

水平移心量 < 0,光学中心向颞侧移动。

水平移心量 = 0,光学中心与镜架几何中心水平距离相一致,无需移动。

【例5-1】某顾客选配一副规格为 54 口 18 的镜架,其瞳距为62mm,问水平移心量是多少?向哪个方向移动光心?

解:根据镜架的尺寸知:镜圈尺寸 = 54mm,鼻梁尺寸 = 18mm,瞳距 = 62mm,可分别求出镜架几何中心水平距离和水平移心量

即:镜架几何中心水平距离 = 54 + 18 = 72 (mm)

$$水平移心量 = \frac{镜架几何水平距离 - 瞳距}{2} = \frac{72 - 62}{2} = 5 \text{ (mm)}$$

又因为水平移心量 > 0,说明镜架几何中心水平距离比瞳距大,镜片光心必须内移,所以镜片光学中心向鼻侧移动5mm。

二、垂直移心量的计算方法

垂直移心量可根据下面公式计算:

$$垂直移心量 = 镜片光学中心高度 - \frac{1}{2}镜圈垂直高度$$

根据比较镜片光学中心高度与 $\frac{1}{2}$ 镜圈垂直高度,可判断出该镜片的光学中心高度是朝哪个方向移动的。

镜片光学中心高度 > $\frac{1}{2}$ 镜圈垂直高度(当垂直移心量 > 0),

向上方移动。

镜片光学中心高度 < $\frac{1}{2}$ 镜圈垂直高度（当垂直移心量 < 0），向下方移动。

镜片光学中心高度 = $\frac{1}{2}$ 镜圈垂直高度（当垂直移心量 = 0），无需移动。

【例5-2】镜圈的垂直高度为36mm，光学中心高度为20mm，问垂直移心量是多少？向哪个方向移动？

解：垂直移心量 = $20 - \frac{36}{2} = 20 - 18 = 2$（mm）

由于垂直移心量 > 0，需向上方移动2mm。

在实际的加工过程中，就是镜片光学中心高度与 $\frac{1}{2}$ 镜圈垂直高度一致时，也要向上2mm。

附：国家标准中的相关要求

表1　定配眼镜的两镜片光学中心水平距离偏差

顶焦度计绝对值最大的子午线面上的顶焦度值/D	0.00~0.50	0.75~1.00	1.25~2.00	2.25~4.00	≥4.25
光学中心水平距离允差/mm	0.67	±6.0	±4.0	±3.0	±2.0

表2　定配眼镜的两镜片光学中心垂直距离偏差

顶焦度计绝对值最大的子午线面上的顶焦度值/D	0.00~0.50	0.75~1.00	1.25~2.00	≥2.25
光学中心垂直距离允差/mm	≤0.50	≤3.0	≤2.0	≤1.0

思考题

1. 瞳距测量的意义是什么？

2. 什么情况下应进行单眼瞳距测量？单眼瞳距测量的意义有哪些？

3. 远用瞳距的测量方法有哪些？如何进行测量？

4. 近用瞳距的测量方法有哪些？如何进行测量？

5. 某老视患者远用瞳距为65mm，现想配一副看电脑用的眼镜，其看电脑长用距离为40cm，请计算这副眼镜的瞳距处方。

6. 找一些特殊配镜者，进行远用及近用瞳距离测量。

【实训项目7】瞳距、镜眼距的测量

一、目标

① 使用瞳距尺和瞳距仪测量远用瞳距。
② 测量镜眼距。

二、工具

瞳距尺、瞳距仪、眼镜架。

三、步骤

选一位同学作为配镜者,在记录表上填上配镜者的姓名。

1. 瞳距尺测量法

① 被检查者与检查者相聚 40cm 相对而坐,双方眼睛保持平行在同一高度。

② 检查者右手拇指和食指拿着瞳距尺,其余手指起稳定作用,将瞳距尺放置于被检查者眼前。

③ 检查者置笔灯于其左眼的正下方,并直射被检查者右眼。

④ 让被检查者注视检查者左眼,同时检查者闭上自己的右眼,并将直尺的零刻度对准被检查者右眼的角膜映光点。

⑤ 检查者睁开右眼闭上左眼,置笔灯于其右眼的正下方,并直射被检查者的左眼。

⑥ 让被检查者注视其右眼,同时读取被检查者左眼的角膜映光点所对应的刻度。

⑦ 重复测量三次,取平均值。

2. 瞳距仪测量法

① 检查者与被检查者相对而坐。
② 将注视距离调到注视数值为"∞"的位置上,打开电源开关。

③ 将瞳距仪的额头和鼻梁部轻轻放置在被检查者的前额和鼻梁处，并使之保持水平。

④ 让被检查者注视里面的光源。

⑤ 检查者通过观察窗，可观察到被检查者瞳孔上的反光亮点，然后分别移动右眼瞳距可调键和左眼瞳距可调键，使瞳距指针与反射亮点对齐。

⑥ 读取瞳距仪上面所显示的数值。

⑦ 重复测量三次，取平均值。

3. 选择一副镜架并测量配镜者的镜眼距

镜眼距是指从角膜前顶点到镜片后表面的光学中心的距离，如图 8 所示。

① 被检查者戴好加工好的眼镜。

② 检查者位于被检查者的右侧，将直尺的零刻度对准被检查者角膜前顶点，并读取被检查者所配戴眼镜镜片后表面光学中心所对应的刻度。

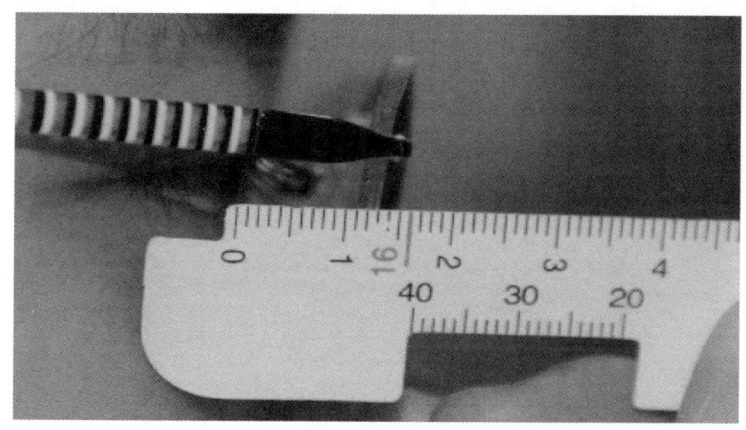

图 8　测量镜眼距

四、操作记录

配镜者的姓名	用瞳距尺测量的瞳距		用瞳距仪测量的瞳距		镜眼距
	右眼	左眼	右眼	左眼	
	右眼	左眼	右眼	左眼	

项目六　眼镜架的选择

【学习目标】学习人的脸型分类、镜架形状的分类；掌握选择不同脸型选择镜架的基本原则；掌握影响镜架选择的各种因素。

【理论要求】

知识点1　人的脸型和镜架的分类

在很长的一段时间内眼镜主要是用于屈光矫正的。但是随着社会的发展，人们对眼镜的要求不仅仅是单一的屈光矫正，而且要求美观、时尚。比如人们经常看到的光学镜、太阳镜、墨镜、防护镜等，都需要考虑镜架与脸型、服饰、发饰等结合。

一、脸型的分类

1. 形态观察法

通过对脸型的观察，可以将人类的脸型分为以下十种类型：椭圆形、卵圆形、倒卵圆形、圆形、方形、长方形、菱形、梯形、倒梯形、五角形。

这种分类法比较简单，您可以把脸全部露出来拍张正面照，用笔在脸的上下左右对应地画些记号并连接起来，你便得到了一张自己的脸型图。

2. 字形分类法

这是中国人根据脸型和汉字的相似之处对脸型的一种分类方法，通常分为以下八种：田字形、国字形、由字形、用字形、目字形、甲字形、风字形、申字形。

二、镜架分类及其特点

① 圆型：中规中矩，斯文，有书卷气。

② 椭圆型：线条圆滑，含蓄内敛，适合文静淑女型的 MM 方型，造型经典，大方得体，适合稳重型男士和干练型女士，符合中性潮流。

③ 多角型：由方型镜架衍生出来的钻石六角形和八边形，时尚前卫，适合新新人类。

④ 双梁歪梨型：俗称蛤蟆镜，20 世纪 70 年代曾风靡全世界，迎合 21 世纪的复古潮流，适合时尚人群。

⑤ 方框、圆框并无严格划分，其"方中带圆，圆里透方"的中性款式是老少皆宜的。

知识点 2　镜架形状与脸型

镜架选择的美学原则是根据脸型，突出优点、掩饰缺点，体现对称和平衡的外观。根据美学黄金分割原理，人的眉毛相当于面孔的分割线，如果眉毛恰好位于面部上 2/3 处相交，会使脸型产生了一种均衡的美。所以根据眉毛的高低，可以把面孔分为均衡型、长型、短型三种。对于均衡型面孔的人大部分镜架式样都适用；长型面孔则需要深色的镜圈来"降低"眉线；而短型面孔则需透明的镜圈底边来"提高"眉线。客观审视你的下巴与颚，就会发现"线条"是选择镜架的重要参考依据之一。要均衡一个人的脸型就必须遵循两颊与下颚的线条与镜架开头以及底边的配合。否则，就如同突出了脸的某一部分线条，显得脸颊有更胖或更瘦的感觉。从美学角度来看，镜架的鼻梁高一些，视觉上可使配戴者鼻子变长，而鼻梁低或没有鼻托的镜架，可使顾客的鼻子显得短些；同样，宽大、位置较低的镜腿可使脸型变短，而细瘦、位置较高的镜架则可使脸型变长。要想取得最好的效果，首先要了解什么样的脸型适合什么样的眼镜架。总之要记住一个原则：圆脸配方形、方脸选椭圆。下面介绍几种最常见的脸型与选择框架。

1. 椭圆形脸

适合各种造型的镜架。椭圆形脸又称鹅蛋脸,是非常符合东方人审美标准的美女脸型,如图6-1所示。配戴各种镜架都比较合适,只需要注意镜架的大小应与脸的大小成比例就可以了。特别是女性椭圆形脸,宜选配任何款式的镜架,但最好不用直线条镜架,也就是太高太扁的镜架。

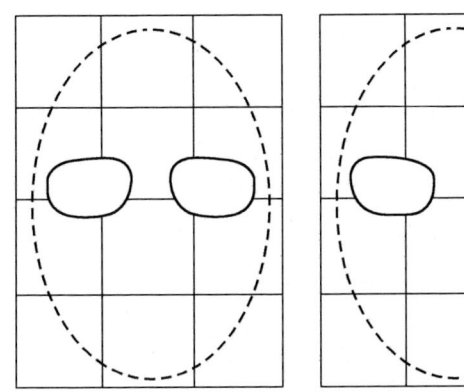

图6-1 椭圆脸形戴镜效果图

2. 正方形脸

正方形脸比较短,下颌突出并有棱角。选用略带曲线的框架可让脸形看起来更柔和,缓和过宽的两颊,如图6-2所示。选用圆形镜架特别是底部是圆形的镜架可以在视觉上减弱明显的棱角;也可以选比较精致细小的镜架,例如镜片较小的椭圆形镜架就可以使面部看上去柔和一些。同时选择镜圈高度较小、镜脚位置比较高、镜圈底边透明的镜架可以使脸形有拉长的感觉。

3. 长方形脸

比正方形的脸较长,下颌突出也有棱角。可以选用一些较阔的镜架,视觉上可起到缩短脸型的作用;圆形镜架可以在视觉上减弱明显的棱角,同时选择镜圈高度较大、镜脚位置在中间、深

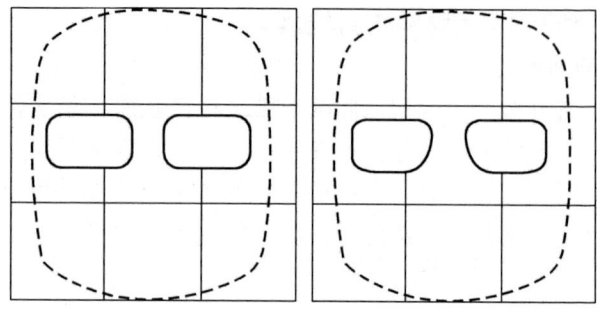

图 6-2 正方形脸戴镜效果图

色镜圈的镜架来缩短脸形，如图 6-3 所示。男性长方形脸宜选配镜圈高度较长的镜架，比如高度大的、近似方形的大镜框镜架。女性长方形脸宜选配带有棱角近似方形的镜架，镜圈的高度可高一些，以中和过长的脸形。

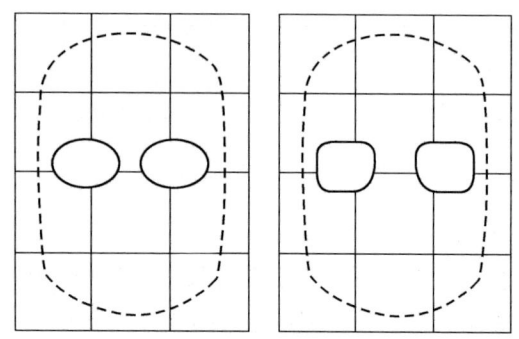

图 6-3 长方形脸戴镜效果图

4. 圆形脸

圆形脸配方形眼镜架，这样可以使脸看上去稍有棱角。最好不要选择圆形镜架，否则会使脸显得更圆。圆形脸比较短而且缺乏棱角，需要用棱角鲜明的镜架改善面部轮廓，同时选择镜圈高度较小、镜脚位置比较高、镜圈底边透明的镜架拉长脸形，最好搭配略带曲线的细长镜架来调和整体感，如图 6-4 所示。男性圆形脸宜选配扁型或梨型镜架，不宜选用太圆太方的镜架。女性圆形脸原则上要避免选用任何极为明显特征的镜架，宜选配稍扁略翘型的镜架，不宜选用太圆或直线式的镜架。

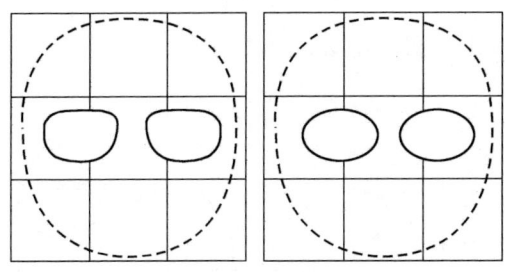

图6-4　圆形脸戴镜效果图

5. 心形脸

心形脸也被称为倒三角脸形，前额较宽，颧骨突出，下巴显得尤为尖细。这种脸形上下不平衡，需要配戴外观正好相反的镜架以增加下半部脸的宽度。这种脸型避免配戴宽大的眼镜架，否则只会夸大额部，而选择细小的眼镜架会在视觉上起到缩小额部宽度的作用。所以适合选用上窄下宽，镜脚位置较低的镜架，如图6-5所示。

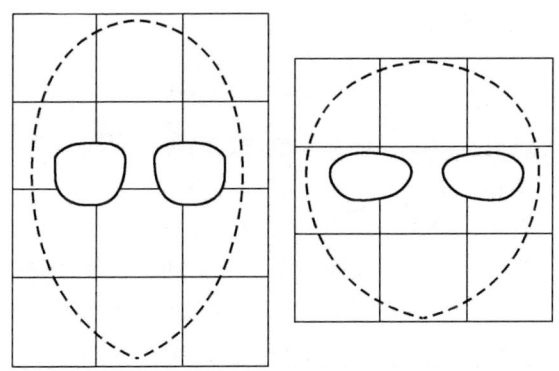

图6-5　心形脸戴镜效果图

6. 倒心形脸

倒心形脸前额较窄，下颌宽且突出。这种脸形其镜架选择原则需要与心形脸正好相反。如选一些方形的镜架，就会使狭窄前额显得阔一些，从而协调了面部轮廓。所以适合选用上宽下窄，镜脚位置较高的镜架。如图6-6所示。

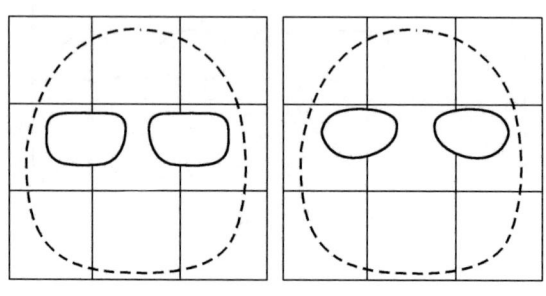

图6-6 倒心形脸戴镜效果图

知识点3 镜架颜色的选择

眼镜架的颜色与顾客的肤色、发色、服饰、心情等各种情况有关，顾客在选择镜架颜色的时候要考虑的因素也比较多，但是个人的喜好是特别重要的。

一、各种色彩的象征

红色：热情、活泼、热闹、革命、温暖、幸福、吉祥、危险。
橙色：光明、华丽、兴奋、甜蜜、快乐。
黄色：明朗、愉快、高贵、希望、发展、注意。
绿色：新鲜、平静、安逸、和平、柔和、青春、安全、理想。
蓝色：深远、永恒、沉静、理智、诚实、寒冷。
紫色：优雅、高贵、魅力、自傲、轻率。
白色：纯洁、纯真、朴素、神圣、明快、柔弱、虚无。
灰色：谦虚、平凡、沉默、中庸、寂寞、忧郁、消极。

黑色：崇高、严肃、刚健、坚实、粗莽、沉默、黑暗、罪恶、恐怖、绝望、死亡。

二、色彩的心理效应

色彩的直接心理效应来自色彩的物理光刺激对人的生理发生的直接影响。心理学家对此曾做过许多实验。他们发现，在红色环境中，人的脉搏会加快，血压有所升高，情绪兴奋冲动。而处在蓝色环境中，脉搏会减缓，情绪也较沉静。有的科学家发现，颜色能影响脑电波，脑电波对红色的反应是警觉，对蓝色的反应是放松。自19世纪中叶以后，心理学已从哲学转入科学的范畴，心理学家注重实验所验证的色彩心理的效果。

三、镜架颜色的选择

镜架的颜色选择首先取决于个人的喜好，并无严格的规则。通常将镜架的颜色分为以橙色为基调的暖色调和以蓝色为基调的冷色调两种。深颜色显得稳重，淡颜色给人以明快之感。一般来说，正式场合适配戴框架较小、款式精致的眼镜，既时尚典雅又方便做事。休闲、聚会等场合，则适宜于选择框架较大、款式夸张的眼镜。总的来说，镜架的颜色要根据肤色、性别、年龄、职业以及服饰颜色进行搭配。

① 肤色较深者应该选用镜架颜色以深色为主，不至于形成明显的反差；可以选择红色、黑色或玳瑁壳的色泽。通常肤色较浅的人最好选择颜色较淡的镜架，比如柔和的粉色系、玳瑁壳的色泽或金银色的镜架。

② 皮肤白皙的脸庞宜配淡雅色彩的镜架，也可以选择深色镜架。

③ 男性多用单一色泽，女性则适合色调明快、鲜艳和素浅等颜色的镜架。

④ 年长者镜架不宜选择冷色调，儿童则适合选用色调活泼、鲜艳的镜架。

知识点4　镜架选择的其他因素

选择镜架除了以上一些因素之外，还要考虑到很多问题。下面就介绍其他几种因素。

一、镜架的大小

选择镜架需要考虑瞳距、镜片视野与镜片边缘厚度等因素。所选镜架大小要以瞳距为依据，即所选镜架的几何中心距离要尽量与配戴者的瞳距相一致，以缩小镜片移心量。另外，镜圈的高度应符合配戴者的视野需求，如：用于装配双光镜及渐变镜的镜架，为了有足够的近光区，要求镜圈高度不低于定值；对于某些特殊要求，如需要较大视场的驾驶员，其镜圈高度都应有一定的要求，不宜过小。第三，镜圈尺寸越大，所需镜片毛坯越大，割边后相应越厚重。所以，对于高度数镜片应选择小尺寸镜架；对于高度散光镜片，应选择在镜片最厚子午线方向镜圈尺寸小的镜架。儿童处于发育阶段，面部及头部的尺寸会不断变化，所以儿童镜架需要定期的更换，在为他们选择镜架时应考虑价格低、弹性好、安全、形态稳定性好的镜架。

二、镜架的鼻托

鼻托的作用是支撑镜架及镜片的重量，使重量延鼻梁均匀分布。镜架鼻托的选择没有严格要求，但要避免戴镜后镜片后表面碰到睫毛，在笑的时候镜圈下缘也不能接触面颊。配装双光镜、渐变镜及儿童镜架，尽可能避免使用固定鼻托的镜架，以免给眼镜调整带来困难。

三、配戴舒适度

选择合适的眼镜还需要考虑镜架的配戴舒适度。配戴舒适度受镜架材料、镜片尺寸、镜片材料、镜架配适情况等诸多因素的影响，只有正确选择镜架及镜片，严格调整镜架配适，才能实现眼镜的舒适配戴。在综合考虑镜架美学、功能性及配戴舒适度等镜架选择标准时常常会出现矛盾，这时需要根据个体需要对相应标准进行取舍，有时需要通过多副眼镜来解决不同的矛盾。

四、无框镜架的选择

无框眼镜架的桩头和鼻梁有安装在镜片前表面和镜片后表面两种类型。高度近视屈光不正和两眼近视不同视者选择无框眼镜架时，特别是在两镜片近视度数相差较大的情况下，两镜片边缘厚度差异更加显。所以应选择桩头和鼻梁在镜片前表面的镜架，避免镜片厚度突出而影响美观。高度远视屈光不正者选择无框镜架时，应选择桩头和鼻梁在镜片后表面的镜架，否则镜面角弯度过大，影响镜腿张开的角度，严重时影响眼镜的使用。

五、渐进多焦点眼镜镜架的选择

选择合适的镜架对渐进多焦点镜片的眼镜配发成功是非常重要的，其选择标准为：

① 镜圈的鼻侧区域要足够大，可容纳渐变带。

② 镜圈的高度及瞳孔中心至镜圈下缘的高度不小于相应产品的要求。

③ 选择可调整鼻托镜架，调整后的镜眼距不超过12mm，以得到最宽阔的视野。

④ 调整后前倾角在10°~12°，且在戴镜者笑的时候眼镜下缘不接触面部，避免近用区使用不适。

⑤ 最好选择能自由调整、有充分长度的镜腿。

⑥ 镜架材质坚固，不易变形。

六、高度数眼镜镜架的选择

高度屈光不正者选择镜架时，不仅要考虑镜圈的形状、大小，而且是对镜架的其他部位也应该认真考虑，包括：

① 高度数近视患者的镜圈边缘厚度不应太薄，这样可以减少镜片前后面探出的量，使镜片看上去厚度不明显。

② 选择小尺寸镜圈，以减少镜片边缘的厚度和眼镜重量。

③ 镜圈的几何中心距离接近瞳距，从而缩小移心量，以减少镜片边缘的厚度和眼镜重量。

④ 为了分散眼镜在鼻部的压力，选择面积大的鼻托叶。

⑤ 选择坚固、平稳、不易变形的镜腿。

思考题

1. 人的脸型有几种？
2. 不同脸型如何选择镜架的框型？
3. 镜架颜色的选择有何要求？

【实训项目8】全框架加工与检测

一、目标

① 掌握全框眼镜加工流程,学生分组利用半自动磨边机等设备完成全框眼镜的加工制作。
② 掌握全框眼镜的检测和整形。

二、工具

眼镜架、镜片、记号笔、模板、定中心仪、半自动磨边机、手工磨边机、整形工具。

三、步骤

① 制作模板。
② 选定镜片、标记镜片。
③ 使用定中心仪确定移心量和配镜高度。
④ 将模板和右眼镜片置于半自动磨边机上。
⑤ 选择合适的镜片夹持力。
⑥ 根据镜架、镜片类型选择磨边机参数。
⑦ 启动半自动磨边机进行磨边。
⑧ 磨边结束后取下右眼镜片,先勿卸吸盘,与镜圈比较,必要时重磨。
⑨ 利用手工磨边机倒安全角。
⑩ 翻转模板,同上方法磨制左眼镜片。
⑪ 装配眼镜。
⑫ 利用整形工具对加工好的全框眼镜进行整形。
⑬ 对全框眼镜进行质量检测。

四、操作记录

编号	镜架种类	镜框尺寸	配戴者的瞳距	配镜高度	移心量	镜片材料种类	磨边机设定

项目七　眼镜与防护

【学习目标】 学习如何利用眼镜对眼睛进行防护；了解不同光线对眼睛的伤害；掌握不同眼镜的保护功能。

【理论要求】

目前，人们使用眼镜的场合越来越多，眼镜在起到视觉功能矫正、美容和时尚的同时，还承担起保护眼睛的作用。在人们生活环境中有很多因素会造成对人眼的伤害，部分因素可以直接对人眼产生伤害，如压力损伤、机械损伤、化学烧伤、强光灼伤等；有部分因素是间接的，如不是很强的光线长时间地照射对眼睛的损伤等。在特殊职业或活动场合中也会使人眼被潜在危险伤害。

知识点1　环境对眼睛的潜在损害

一、光与眼组织相互作用

1. 光化学效应

和波长相关，波长较短的辐射光子能量较高，可能使化学键断裂而破坏分子，所以短波长的辐射对于晶状体和视网膜的损害更加明显。对于眼组织而言，短波紫外线（UV）辐射的危害比长波红外线（IR）辐射的危害更大。对人眼具有生物效应的紫外线主要是 UVB 和 UVA 两部分。UVB 的辐射大部分为角膜表面所吸收，波长在 295~315nm 的辐射能够穿透角膜到达视网膜。UVB 有很高的光化学效应，过量辐射会在几小时内引起角膜表面红斑和刺激；如果及时避免持续过量辐射，这种影响则是短暂、可逆的。在职业防护中，UVB 最高允许辐射量阈值是 8h 内 $3mJ/cm^2$，长时间接受强度在阈值以下的辐射也会导致永久性视网膜损害。

2. 热效应

波长较长的辐射光子能量较低,但曝露于此会因分子振动产生热效应。高强度的长波辐射,如一些高温职业环境中,IR 会对眼睛造成损害。

3. Draper 定律

辐射在被眼组织吸收时产生对眼睛的损害,只有被系统吸收的那一部分入射能量才能对系统产生改变或影响。如果辐射直接透过或被反射而没有被组织分子所吸收的话,就不会产生影响。这个原理叫做 Draper 定律(Draper's Law)。

二、眼组织对辐射的吸收和通透

眼部组织对环境水平的微波和伽玛(γ)射线是通透的。眼前段对远紫外线和远红外线全部吸收,而近紫外波段被晶状体吸收。这些被吸收的波段辐射会对眼组织产生影响而改变形态和生理功能。能够到达眼底的是可见光和近红外线辐射,见表 7-1。

表 7-1 眼屈光介质对辐射的通透 单位:nm

	紫外线	可见光	红外线
泪液层	290~380	380~760	760~3000
角膜	290~380*	380~760	760~3000*
房水	290~380*	380~760	760~3000*
晶状体(儿童)	310~380*	380~760	760~2500*
晶状体(老年)	375~380*	380~760*	760~2500*
玻璃体	290~380*	380~760	760~1600*

*表示部分通透。

三、光对人眼的常见损害

光对人眼造成伤害主要是紫外线、过强的可见光和红外线。

这些辐射除了来源于太阳和自然界外，还有很多来源于人制造生产的设备。

1. 紫外线对人眼的损害

紫外线在结膜、角膜引起强光性眼炎、翼状胬肉、结膜黄斑和带状角膜病等；对晶状体损害可引起白内障等；能导致视网膜黄斑变性。

（1）角膜和结膜损害

① 紫外线性角膜炎。

② 雪盲症：在雪地上由于大量紫外线反射造成，损害通常发生在角膜中央，因为这里得到的眼睑防护最少。

③ 红海角膜病：由于沙滩对紫外线的大量反射损害眼睛。

④ 翼状胬肉：紫外线促进翼状胬肉的发生和发展。

⑤ 曝露于紫外线的有关症状：砂砾感、流泪、畏光、眼睑痉挛等。辐射效应可以积累。短时间因曝露于紫外线辐射而造成的轻微损害是有限性的，不适症状通常在48h内消退。如果疼痛稍剧烈，可采用润滑剂和眼罩来消除不适。

（2）晶状体损害

晶状体吸收峰值在280~300nm波段。因为该波段吸收率很高，所以在辐射不是很强的情况下仍有可能对人眼晶状体造成损害。

（3）视网膜损害

① 日光性黄斑病：由于直接注视太阳而引起。很多人并不会失明，有一半的人在几个月之后可恢复原先的视力。

② 暗视觉改变：在亮光下停留太久，会影响暗视觉。可能和视杆细胞损害有关。

③ 年龄相关性黄斑变性（ARMD）：流行病学研究发现ARMD和蓝光的关系比紫外线更密切。

④ 黑色素瘤：其危险因素包括蓝眼睛（对短波段辐射的散射更多而到达眼底产生影响）、生活在靠近赤道地方、喜欢日光浴、使用日光灯、经常去海滩、很少戴太阳帽或相关护目器具。

2. 可见光对人眼的损害

角膜、房水、晶状体和玻璃体对大部分可见光辐射是通透的，由视网膜感光细胞吸收产生光化学反应和神经信号传导，最终产生视觉。由于进化过程中的适应结果，正常水平的可见光一般并不损害人眼。

强度过高的可见光（来源于日光或人造光源）辐射聚焦在视网膜上，使视网膜单位面积辐射能量远高于角膜单位面积辐射能量。可见光的损害包括热效应和光化学损害。热效应的产生多集中在波长较长的红外线附近区域，能量被感光细胞、视网膜色素上皮细胞和脉络膜吸收。

日光性视网膜病变是因直接注视太阳而缺乏必要的眼睛保护所致。眼屈光系统角膜和晶状体的折射作用使视网膜单位面积能量远远高于角膜单位面积能量，高能量的短波可见光（400~500nm）通过光化学作用破坏感光细胞的外节。因该波段属于蓝光区域，所以这种光损害也叫蓝光损害。出现日光性视网膜病变后，患眼出现致密的中心小盲区、视力下降、色觉障碍、视物变形。很多病例发生在直接用肉眼观看日食。长时间注视太阳，除光化学变化外还会由于长波可见光和红外线辐射的吸收导致视网膜色素上皮热损伤。

波长440nm附近的短波可见蓝光是引起视网膜损害的最危险的可见光波段。在日常生活中，日光中的蓝光并不会引起上述的蓝光损害。但在用双目望远镜观察日食等情况下，蓝光损害的危险性就大大增加。主要的蓝光损害来自于人造光源，因慢性积累而导致视网膜损害，因此在这些工作环境中眼睛对于蓝光损害的防护显得格外重要。很多情况下蓝光和紫外线来自于相同的光源，如：

弧光灯（探照灯），很高 UV，很高蓝光，相对危险；

太阳灯（275W），高 UV，高蓝光；

投影灯（350W），低 UV，高蓝光；

白炽灯（60W），低 UV，低蓝光，相对安全。

3. 红外线对人眼的损害

日光中波长大于 3000nm 的红外线被大气层中的水蒸气和二氧化碳吸收,由于波长越长光子能量越小,所以对眼睛造成损害的红外线波段在 780~2000nm。泪液和角膜能够吸收大部分波长在 1400nm 以上的辐射,所以一般来说,日光中的红外线辐射不会造成视网膜损害。

但是人造红外线光源,如碳、钨、氙弧光灯、泛光灯以及一些激光光源,会产生远高于日光中的红外线辐射。

在高强度红外线辐射下,分子会产生旋转、振荡变化而引起热损伤。人体组织温度的升高会导致构象的破坏,即出现生物分子空间结构细微的变化,这个过程叫作变性。酶等球形蛋白质因变性而丧失功能,最终导致细胞死亡。紫外线产生的热效应有较长的潜伏期,而红外线的热损害很快,引起角膜蛋白凝固,虹膜充血、脱色素、萎缩,晶状体囊脱落、蛋白凝固、白内障、视网膜坏死性灼伤。

红外线引起眼组织损伤的阈值与光源强度、曝露时间有关。角膜、虹膜和晶状体对红外线损害同样敏感,但是引起视网膜损害所需要的曝露量则更大一些。角膜对视网膜可能起一定保护作用,但是阈值以下辐射的效应可以积累。而且,当光源发光强度很高,传递时间很短时,视网膜和晶状体都可能受到严重的损害,而角膜的损伤反而比较轻微。这种情况可见于激光引起的眼组织损害。受红外线辐射损害较多的职业如玻璃企业工人和钢铁企业工人等。

4. 其他形式的辐射对眼睛的损害

除紫外线、可见光、红外线之外的其他波段的电磁波可能对人眼也有损害,如微波、x 射线、伽玛射线都已经被证实对人眼和其他组织器官具有损伤作用。这些辐射通常来源于特殊装置,需要进行适当的安全防护。

知识点 2　光学辐射防护的主要形式

一、对紫外线的防护

对紫外线辐射的光学防护主要采取吸收、偏振、干涉滤光的原理来去除过量的光辐射。

1. 吸收式滤光片

通常是通过在镜片中添加金属氧化物实现的，例如在玻璃中添加氧化铁可以吸收 95% 的 UV 和 IR 辐射。添加金属氧化物通常会使镜片产生颜色改变，如氧化钴呈现蓝色，氧化铬呈现绿色，氧化铜呈现青色。在皇冠玻璃中添加铈可以吸收紫外线，但镜片仍保持透明无色。这些都称为吸收式滤光片。除上述长波段滤光片之外，也可以制成截断式滤光片，消除不需要波段的辐射。在玻璃中加入硅酸和硼酸会增加 UV 透过率。吸收式树脂镜片是在镜片生产过程中或表面加工及割边完成后将有机颜料添加到镜片中。

2. 反射式滤光片

真空环境下，在镜片前表面镀一层金属膜层，可以透过可见光、反射红外线，但对紫外线吸收能力较差。

3. 偏振式滤光片

除了吸收过量辐射外，还可以吸收上述各反射面产生的平面偏振光。偏振光和普通光之间的区别在于，普通光的振动可以发生在波运动的任意方向，而平面偏振光只在一个方向上进行振动。当光线被反射时，偏振的程度取决于入射角，最大值出现于折射光线和反射光线之间的夹角为 90°时。反射光线被完全平面偏振，振动面和反射面平行（水平方向），如果过滤偏振镜片的偏振轴设定为垂直方向的话，反射光线就会被吸收。因此滤光片就能够过滤反射的眩光光线，使眼睛看到被非偏振光照射的物体。被偏振片传递的偏振光大约是入射光的 32%。

4. 干涉式滤光片

由多层电绝缘膜组成，使特定波长的光谱透过。通过控制膜层的材料（即控制折射率）可以改变所通过的光线波长。干涉镜对入射角和气温改变比较敏感，改变入射角和温度都会改变波的干涉，从而改变透过的光的波长。

二、对红外线的防护

对红外线辐射的防护是采用真空环境下镀反射镜式金属膜层。吸收式镜片会将 IR 以热能的形式再次辐射，很容易穿过眼组织到达视网膜。膜层最常用的金属是银、金、铝和铜。膜层厚度与相应的辐射波长相比，要尽可能小，厚度过大会使反射减少。在考虑对红外线的防护时可结合对紫外线等其他辐射的防护。

三、对可见光的防护

太阳镜能够减少光的辐射，主要通过镜片材料的吸收或表面的反射实现：

1. 吸收玻璃

这种材料属于整体材料，即在生产过程中将染色剂均匀分布到镜片材料中。在工业上还可以对这些玻璃进行加镀吸收辐射的膜层，但是在眼镜片中很少如此操作。

2. 吸收树脂

吸收树脂是将树脂材料或成镜浸泡到染料中，染料可以渗透到表面下 1mm。CR-39 只能吸收紫外线和可见光，而红外线的吸收会使镜片变形。PC 材料则还可以吸收红外线。和玻璃滤片不同，树脂滤片的颜色并不能说明其透光特征。很多生产商还在树脂单体中加入 UV 抑制剂。

3. 反射滤片

在镜片后表面镀一层薄的金属膜，能够增加该表面的反射。反射镜片通过将过量的辐射进行反射而保护眼睛。镀膜要在真空镀膜机中进行，可以做成多种透光率、多种颜色，其机械性能要求和减反射膜相同,必须达到一定的硬度、黏附度等。但是在减反射膜情况下,镜片材料的折射率比膜层的折射率高。由于膜层的后表面和空气直接接触,会导致高比例的反射,通常在上面再镀一层氟化镁膜(即减反射膜),以减少过多的后表面反射光进入眼睛。

4. 梯度染色

梯度染色是指染色的深度在镜片表面呈连续变化,通常用于树脂镜片。

除了偏振镜以外,太阳镜一般都不能消除眩光,也不改变对比度。太阳镜只是把眩光减少到眼睛可以耐受的强度水平。由于普通太阳镜是以相同比例吸收来自物体及其背景的照射强度的,所以并不改变对比度。特殊用途的太阳镜可以以不同比例吸收物体和背景的光,从而可以改变对比度。眼镜片透光率要在40%以下才能作为防护用的太阳镜。彩色太阳镜可以改变眼睛对颜色的分辨能力,所以夜间驾驶一般不可以配戴太阳镜。两片眼镜片的透光率存在差异会影响深度知觉。太阳镜片表面加工质量不好会造成视觉畸变、头疼、眼疲劳等主觉症状。

太阳镜除了可以减少可见光的辐射强度外,还可以减少紫外线和红外线辐射。有时候也可以用太阳镜来消除水面、雪地、碎石路面的水平反射,偏振太阳镜就可以很好地满足这一需求。

知识点3 镜片抗冲击力

一、眼睛受伤害情况

早在1972年,美国国家食品和药品监督管理局(FDA)以法令的形式规定:验配不符合到抗冲击指标的镜片是非法的,除非医生或者验配师有足够的理由认为非这些镜片不能够适合特定患者的特殊视觉需求。此后,许多国家也陆续就眼镜抗冲击性能的指标制定相应的要求。发生眼外伤的环境见表7-2。

表 7-2　　　　　　　发生眼外伤的环境　　　　　　　单位:%

原因	受伤比例	原因	受伤比例
运动/玩耍的儿童	38.8	日常环境	6.8
交通事故	19.3	被袭击	6.8
工业事故	15.4	成人体育运动	4.8
日常环境	9.1	农场	4.0

在防护各种大小、各种速度运动的粒子造成的眼外伤,皇冠玻璃镜片和 CR-39 树脂镜片已经不能够提供可靠的保护,只有聚碳酸酯镜片(PC)可以为日常生活或特殊职业中提供比较理想的眼睛安全防护,对于儿童、老人、独眼者、弱视者、工业用镜、运动员尤其如此。

二、安全防护眼镜

安全眼镜分为两类:普通的配戴用安全眼镜和特殊工作条件下用的职业防护眼镜。一般都以眼镜的抗冲击力测试来判定,其标准见表 7-3。

表 7-3　　　冲击力测试标准(欧洲标准 EN166)

标准名称	测试标准	能量/J	标记
大物体慢速冲击	22mm 钢球,43g,冲击镜片速度 5.1m/s	0.56	S
低能量冲击	6mm 钢球,0.86g,冲击镜片速度 45m/s	0.87	F
中等能量冲击	6mm 钢球,0.86g,冲击镜片速度 120m/s	6.19	B
高能量冲击	6mm 钢球,0.86g,冲击镜片速度 190m/s	15.52	A

1. 动态实验

落球实验和弹道测试常用来测试镜片的抗冲击性能,一般使用其中一种。两类实验都分成重复测试和连贯测试。重复测试是不断改变冲击力度直至镜片破裂，但是难以确保每次着力点都相同。连贯测试则是改变冲击力，每次作用于一片镜片上，由此确定该种镜片所能承受的冲击力阈值。

一般通过改变粒子或球的大小、落球高度或粒子发射速度来进行测定。如果改变球的大小，球与镜片的接触面积、作用时间都会发生改变，作用力在镜片表面的分布会产生变化，而使结果难以解释，故不具较好的可比性。而改变落球高度或粒子发射速度则是比较好的方法。镜片抗冲击性能的衡量指标包括落球高度、冲击速度或冲击能量。测试用的球或粒子都是圆球形，所以无论哪一点和镜片接触，接触面情况都认为是一样的。

2. 静态实验

静态实验是指逐渐增加镜片前表面负荷量，直至镜片破裂。静态测试的优点是比落球实验更加准确地测量承载能量，但设备昂贵，而且静态施力情况和现实中镜片破裂的情况不一致。

普通眼镜的抗冲击性能的落球试验，测试时使用 5/8in（15.875mm）钢球，重量 0.56 盎司（15.88g），自 50in（1.27m）高度下落，击打镜片前表面（一线多焦镜除外）。

三、抗冲击镜片类型

抗冲击镜片有多种类型，性能较好的是以 CR-39 或 PC 为材料，也有以光学玻璃加工制成的，后者包括化学回火镜片、热处理（亦有称之为空气回火）镜片和层压镜片。各种镜片材料的抗冲击性能比较见表 7-4。

表 7-4　　各种镜片材料的抗冲击性能比较　　单位：m/s

镜片材料	6.5mm 落球速度	镜片材料	6.5mm 落球速度
热强化玻璃	18	PMMA	34
未强化玻璃	12	加膜 PC	152
层压玻璃	12	未加膜 PC	244
CR-39	49		

从表 7-4 中可以发现，PC 毫无疑问是抗冲击性能最好的镜片材料，配套使用塑料、纯钛或者记忆合金等镜架，无疑能够保证镜片受到冲击时有一定的移动余地。在安全要求更高的情况下，应该使用风镜、侧罩。侧罩对于在尘土环境中工作特别有益。

思考题

1. 环境对人眼的伤害主要有哪些类型？对人眼的伤害主要有哪些？
2. 人眼的保护措施有哪些？
3. 镜片抗冲击力主要有哪些要求？

参考文献

1. 瞿佳. 眼镜技术［M］. 北京：高等教育出版社，2005.
2. 瞿佳. 眼镜学［M］. 北京：人民卫生出版社，2004.
3. 唐秀容. 实用眼镜加工学［M］. 北京：人民卫生出版社，2002.
4. 徐云媛，宋建. 眼镜定配加工职业资格培训教程［M］. 北京：海洋出版社，2005.
5. 王文清. 眼镜制作加工技术与定配标准实用手册［M］. 合肥：安徽文化音像出版社，2011.
6. 老视教育计划2002. 眼镜光学（第二版）［M］. 悉尼：国际眼睛保健教育中心，2002.